満州開拓団と満州開拓医

泉 孝英 Takateru Izumi

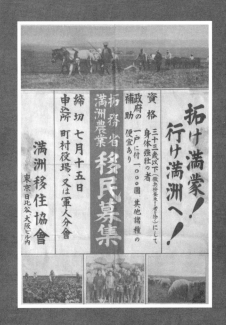

文理閣

はじめに

　昭和19（1944）年9月、国民学校4年生から昭和23（1948）年3月、小学校卒業まで、20（1945）年8月の日本の敗戦の日の前後2年6カ月間を、徳島県の農村、母の実家で疎開者、疎開児童として暮らしました。子ども心に残っていることを記してみたいと思います。

　昭和19年夏前後から、米軍の空爆を避けるため、わが国では都市部からの農村への疎開が始まりました。当時の農村では、男性の若者は兵士として、また男性、女性を問わず、軍需工場を中心に勤労動員され、農村は労働力不足の事態に陥っていました。それだけに、中高年の疎開者は、男性も女性もともに、労働力不足を補充するということで、村の人々に受け入れられました。その後、19年から20年、今度は都市の戦災者が縁故を求めて、農村への避難が始まりましたが、疎開者と同じ位置づけであったと思います。

　昭和20年8月15日の敗戦を契機として、疎開者、戦災者の立場は急変しました。兵士の復員、勤労動員の解除、さらに、21年になると海外からの引揚者が住民に加わりました。特に、満州からの引揚者は、大変な辛苦のなかで九死に一生を得ての引き揚げであることも知りました。しかし、農村は一挙に労働力過剰の状態になり、農村と言えども食糧難が起こり、疎開者、戦災者、引揚者は、村人からみれば「余計者（厄介者）」となり、これらの人々は大変な生活難に当面することになりました。加えて、私が明確に記憶する限り、国民学校の成績順は、引揚者、疎開者、戦災者、村の児童であり、この事実は、引揚者、疎開者、戦災者に対する村人のある種の反感の誘因になったことでした。出征していた村の先生（医師）も次々と村に帰ってきました。また、戦後の農村は、医療充実のため、国民健康保険診療所を開設し、引揚医師を所長として

迎えました。しかし、多くの村人は、診療所の医師を先生と呼ばず、引揚医者と呼んでいました。子ども心にも、差別と認識せざるを得ないことでした。

昭和21（1946）年、農地解放が始まりました。大地主は別として、母の実家のような小地主にとっては大打撃でした。農地を奪われることは小作料が失われ、生計が失われることでした。夜、小地主ばかりの親族一同が集まって、対応策を話し合っていました。私は襖越しの話声に耳をそばだてていました。「大変なことになった。これからは、一生懸命勉強して、職について、自力で生計を立てねばならない」、国民学校4年生の決心でした。高校3年生の夏まで、歴史学科に進学するつもりでいた私が、一転、医学部に進路変更した根本は、この決心にあったと思っています。

幸い、昭和29（1954）年に医学部に進学でき、36年には医師免許を得て、一応の生計が確保できることになりました。加えて、大学に職を得て、留学、学会出張の機会に、世界の人々の暮らしの多様性・多彩性を少しは勉強することができました。42（1967）年ニューヨークに留学、移民国家の米国、そして、46（1971）年ストックホルムに留学して、移民送出国のスウェーデン、この二つの国での「移民」という言葉の意味するものの違い、この違いを明確に表現できませんが、痛感しました。

平成11（1999）年、停年退官後、京都の町で診療所を経営しながら、念願の歴史の本格的勉強を始めました。17（2005）年刊行の『日本・欧米間、戦時下の旅　第二次世界大戦下、日本人往来の記録』を記載するなかで、満州の史的意義を確認することができました。21（2009）年刊行の『外地の医学校』のなかで、満州開拓団、開拓医について、ある程度の勉強をすることができました。「満州開拓団」については、悲願の冠をつけた数多くの記録・書籍が刊行されていました。しかし、「満州開拓医」については同窓会の記録程度にとどまっていることを知りました。

　昨年（令和 2〈2010〉年）10 月、診療所経営から引退したのを機会に、私なりに考えて来た「満州開拓団」、「満州開拓医と呼ばれた先生方」の記録をまとめて世に残しておくことにしました。

　『満州開拓団と満州開拓医』の刊行を御快諾いただいた文理閣代表の黒川美富子さんに深謝いたします。

　　　　2021 年 10 月

　　　　　　　　　　　　　　　　　　　　　　　　　泉　孝英

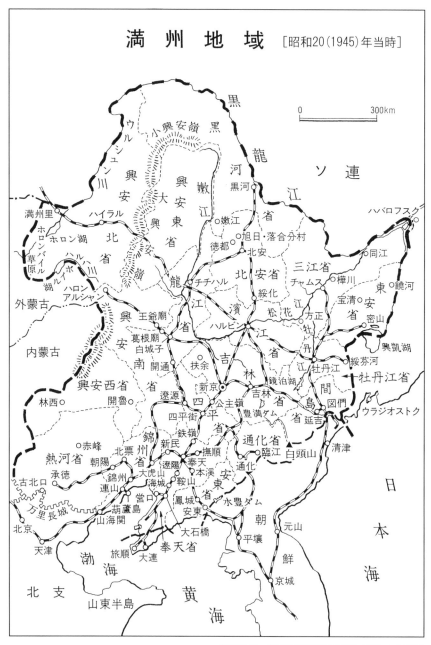

満州地域 [昭和20(1945)年当時]

若槻泰雄：『戦後引揚げの記録』2021 より引用

目　次

はじめに

Ⅰ. 満州移民の開始と終焉

1. わが国の移民史 ……………………………………………………………… 3
2. 満州開拓移民 …………………………………………………………………… 7
3. 満州（移民）・満州開拓民の動向 …………………………………………… 13
　　［第 1 期（試験移民期：昭和 7 年度〜 11 年度）］　14
　　［第 2 期（本格移民期：昭和 12 年度〜 16 年度）］　18
　　［第 3 期（移民事業崩壊期：昭和 17 年度〜 20 年度）］　23

Ⅱ. 満州開拓民の保健・医療対策

1. 開拓地の保健体制 …………………………………………………………… 28
2. 開拓地の保健状況 …………………………………………………………… 31
3. 満州開拓医 …………………………………………………………………… 36
　　（1）一般選抜試験 ……………………………………………………… 39
　　（2）開拓医学生（依託生）による補充 ……………………………… 40
　　（3）開拓医養成の医学校 ……………………………………………… 43
4. 開拓地における医師と開拓民 ……………………………………………… 45

Ⅲ. 満州国の医療充実・開拓地の医師確保のための医師養成

1. 満州国の医学校 ……………………………………………………………… 49
2. 開拓医養成の医学校 ………………………………………………………… 54
　　（1）国立佳木斯医科大学 ……………………………………………… 54
　　（2）満州国立開拓医学院 ……………………………………………… 62

　　　　1）哈爾浜開拓医学院　　66

　　　　2）北安開拓医学院　　69

　　　　3）斉斉哈爾開拓医学院　　70

　　　　4）龍井開拓医学院　　72

　　3．満州国医師試験 ……………………………………………… 74

Ⅳ．満州開拓医の戦後

　1．日本医師免許の取得 ………………………………………… 81

　　（1）厚生省の外地引揚医師問題への対応 ………………………… 81

　　（2）満州開拓医の医師免許取得状況 ……………………………… 87

　2．満州開拓医の就労先 ………………………………………… 103

　　（1）国保診療所 …………………………………………………… 106

　　（2）沖縄医師派遣団 ……………………………………………… 106

　　（3）船医 …………………………………………………………… 111

　3．満州開拓医の戦中・戦後 …………………………………… 116

　おわりに　　125

　索　引　　127

満州移民の開始と終焉

　朝鮮・南満州の支配をめぐる日露の対立は日露戦争（明治 37〈1904〉年〜38〈1905〉年）となり、勝利を得た日本は、帝政ロシアが明治 31(1898) 年清朝から 25 年期限で租借していた関東州租借地と長春（寛城子）・旅順間（約 735km）などの鉄道、及びその附属の利権を獲得した。わが国の満州における最初の利権獲得であった。

　第一次世界大戦に参戦し、大正 3 年 11 月ドイツ支配下の青島*¹ 攻略に成功したわが国は、中国本土進出を本格化し、清朝滅亡（明治 45〈1912〉年）後に成立したが政情不安定な中華民国（袁世凱大総統）に対華 21 カ条要求（表 I-1）を大正 4（1915）年提出、関東州の租借および南満州の鉄道利権の延長を含め、99 カ年の期限延長に成功した。昭和 6 年 9 月、関東軍は柳条湖における満鉄線路爆破事件を契機として、満州事変、軍事行動を開始し、昭和 7 年初頭には満州全体を支配下におき、満州軍閥を動員して、3 月 1 日には、清朝最後の皇帝溥儀を執政として「満州国」を成立させ、翌々 9 年 3 月 1 日には「満州帝国」と改めた。

　満州国の成立（昭和 7〈1932〉年）10 年前の大正 11（1922）年には、帝政ロシアに代わってソ連（ソビエト連邦）政府が樹立されていた。しかし、帝政ロシアがソ連と代わっても、わが国にとって、プチャーチンの来航（1853 年）以来の「北の脅威」としての存在に変わりはなかった。ましてや、わが国の日露戦争における勝利（明治 38〈1905〉年）を考えると、いつソ連からの報復があっても不思議ではない状況であった。事実、満州国の成立からわずか 13 年後の昭和 20（1945）年 8 月、ソ連軍は、日ソ中立条約（昭和 16 年 4 月成立）を破棄して、満州に侵入、日本は報復以上の致命的打撃を受けた。「満州移民」は、ソ連に対する恐怖のなかの防衛線「満蒙は日本の生命線」として開始され、恐怖の現実化によっ

て終焉を遂げた。

表 I-1　対華 21 カ条要求（大正 4 ／ 1915 年）

第 1 号　山東省について
- ・ドイツが山東省に持っていた権益を日本が継承すること
- ・山東省内やその沿岸島嶼を他国に譲与・貸与しないこと
- ・芝罘または竜口と膠州湾から済南に至る鉄道（膠済鉄道）を連絡する鉄道の敷設権を日本に許すこと
- ・山東省の港湾都市を外国人の居住・貿易のために新しく開放すること

第 2 号　南満州及び東部内蒙古について
- ・旅順・大連（関東州）の租借期限、満鉄・安奉鉄道の権益期限を 99 年に延長すること（旅順・大連は 1997 年まで、満鉄・安奉鉄道は 2004 年まで）
- ・日本人に対し、各種商工業上の建物の建設、耕作に必要な土地の貸借・所有権を与えること
- ・日本人が南満州・東部内蒙古において自由に居住・往来したり、各種商工業などの業務に従事することを許すこと
- ・日本人に対し、指定する鉱山の採掘権を与えること
- ・他国人に鉄道敷設権を与えるとき、鉄道敷設のために他国から資金援助を受けるとき、また諸税を担保として借款を受けるときは日本政府の同意を得ること
- ・政治・財政・軍事に関する顧問教官を必要とする場合は日本政府に協議すること
- ・吉長鉄道の管理・経営を 99 年間日本に委任すること

第 3 号　漢冶萍公司（かんやひょうこんす：中華民国最大の製鉄会社）について
- ・漢冶萍公司を日中合弁化すること。また、中国政府は日本政府の同意なく同公司の権利・財産などを処分しないようにすること。
- ・漢冶萍公司に属する諸鉱山付近の鉱山について、同公司の承諾なくして他者に採掘を許可しないこと。また、同公司に直接的・間接的に影響が及ぶおそれのある措置を執る場合は、まず同公司の同意を得ること

第 4 号　中国の領土保全について
- ・沿岸の港湾・島嶼を外国に譲与・貸与しないこと

第 5 号　中国政府の顧問として日本人を雇用すること、その他
- ・中国政府に政治顧問、経済顧問、軍事顧問として有力な日本人を雇用すること
- ・中国内地の日本の病院・寺院・学校に対して、その土地所有権を認めること
- ・これまでは日中間で警察事故が発生することが多く、不快な論争を醸した

ことも少なくなかったため、必要性のある地方の警察を日中合同とするか、またはその地方の中国警察に多数の日本人を雇用することとし、中国警察機関の刷新確立を図ること
・一定の数量（中国政府所有の半数）以上の兵器の供給を日本より行い、あるいは中国国内に日中合弁の兵器廠を設立し、日本より技師・材料の供給を仰ぐこと
・武昌と九江を連絡する鉄道、および南昌・杭州間、南昌・潮州間の鉄道敷設権を日本に与えること
・福建省における鉄道・鉱山・港湾の設備（造船所を含む）に関して、建設に外国資本を必要とする場合はまず日本に協議すること
・中国において日本人の布教権を認めること

付記：日本の中国に対する「対華 21 ヵ条要求」は、日露戦争終結（明治 38〈1905〉年）以来の日米の対立を明確化することになった。中国の領土・市場は、米西戦争（明治 31〈1898〉年）の勝利によって、フィリピンを獲得、更に西、中国への勢力拡大を図っていた米国にとって、日本の中国への本格的進出は容認しがたいことであった。満州事変（昭和 6〈1931〉年）、満州国の樹立から、さらに南下して中国での利権獲得を目指して南下する日本と西進する米国の対立が深まるなかで、「死の十字架」とよばれる盧溝橋事件が昭和 12（1937）年 7 月勃発、いわゆる支那事変は、日中戦争に進展するが、日中戦争は日米の代理戦争とみなすべきことであった。米国は蒋介石の中華民国を全面的に援助し、米国の中国への援助ルート（援蒋ルート：香港ルート、仏印ルート、ソ連ルート、ビルマルート）の遮断なくして日中戦争の解決無しと見た日本は昭和 16（1941）年 12 月 8 日、日米の直接戦争に突入した。しかし、米国は満州・中国から日本を駆逐したものの、第 2 次世界大戦後の中国には中華人民共和国が成立（昭和 24〈1949〉年）、米国の中国にかけた野望は消え去った。

1．わが国の移民史

　満州移民・満州開拓団を考える前に、考えておくべきことは、わが国における移民の歴史である。移民の歴史と戦前の内地人口、海外在住者数の推移を示した（図Ⅰ-1）。

　移民とは、「個人あるいは集団が職を求めるとかその他さまざまの動機、原因によって恒久的に、あるいは相当長期間にわたって、一つの国

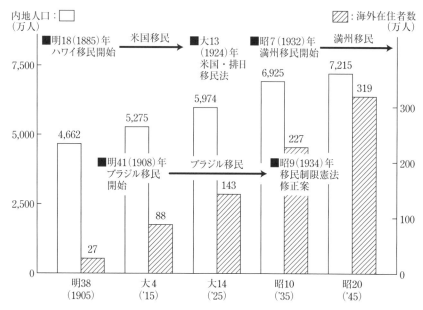

図 I-1　戦前の移民の状況（内地人口、海外在住者数の推移）
資料：内閣統計局『帝国統計年鑑』

から他の国に移り住むこと」と定義される。そして、移民を送り出す国の最大の動機は人口過剰である。欧州諸国から新大陸（南北アメリカ、オーストラリア）への移民は、16世紀から始まり、19世紀中頃から第一次世界大戦開始前に全盛期を迎えている。理由は、欧州諸国における人口増加以外の何物でもない。

　わが国の海外移民の歴史[*2]は、明治元（1868）年のハワイ行集団移民153名に始まるが、農園主の虐待を理由に救援を求める手紙が明治政府に届き、政府は、ハワイに使節を送り、41名は1年半後に引き揚げという事態を生じた。以後、明治政府は海外に移民を送ることに対する警戒心を強め、政府公認の集団移民は禁止する態度に終始していた。しかし、明治5年の人口3,311万人は15年には3,670万人と10年間に359

万人（11％）増加、また、経済的・社会的混乱により、都市、農村を通じ貧困者があふれ、どこにでも潜在移住希望者が満ち溢れる状況となった。このため、16 年、政府はオーストラリア行の採貝潜水夫の集団出稼ぎを許可、また、18（1885）年、ハワイの砂糖きび農園への出稼ぎ認め、19 年、ハワイ政府との間に日布渡航条約を締結（官約移民）、この時期、わが国の本格的移民が開始されることになる。31（1898）年、ハワイがアメリカに合併されて以後、ハワイからアメリカ本土への転住に加えて、所得水準の高い（当時、日本の約 10 倍）アメリカへの直接の移民が増加してきた。

　わが国の明治元年から昭和 16 年までの移民数は 77 万 6,000 人、主な移民先は、ハワイ 23 万人、ブラジル 18 万 9,000 人、アメリカ 10 万 7,000 人、ソ連 5 万 6,000 人、フィリピン 5 万人、グアム 5 万人、カナダ 3 万 5,000 人、メキシコ 1 万 5,000 人と報告されている＊2。このように多数の移民が行われた理由としては、明治 19 年のハワイへの官約移民終了後の 27 年以降、移民業務が移民会社（民営）によって行われたことも大きな理由である。

　明治 27 年、移民保護規則が制定され、29 年には、移民保護法に格上げされ、34 年、35 年、40 年に改正が行われているが、注目しておくべきことは、第 1 条の「移民の定義」の変遷である。

　明治 27 年移民保護規則：第 1 条　本令ニ於テ移民ト称スルハ労働ヲ目的トシテ外国ニ渡航スル者ヲ謂ヒ

　明治 29 年移民保護法：第 1 条　本法ニ於テ移民ト称スルハ労働ニ従事スルノ目的ヲ以テ外国ニ渡航スル者及ビ其ノ家族ニシテ之ト同行シ又ハ其ノ所在地ニ渡航ス

　明治 35 年改正：第 1 条中「外国」ヲ「清韓以外ノ外国」ニ改ム

　明治 35 年、日清戦争、日露戦争の戦間に行われたこの条文改正では、

「清国（中国）、韓国への移民は移民ではない」ことになる。しかし、この条文にかかわらず、昭和14年12月の「満州開拓政策基本要綱」の閣議決定まで、「満州移民、満州農業移民、満州移民団、満州青年移民」の用語が用いられてきている。事由は不明であるが、「清韓（中国・朝鮮）」は、日本領とは言わぬまでも、わが国の支配下、あるいは、いずれ支配下におくべき地域との理解があったのかも知れない。

　米国移民：アメリカ社会における日本移民の増大は、やがて排日運動を招き、日露戦争（明治37〜38年）後は、日本人移民に対する襲撃事件の多発をみた。40年11月から41年2月にかけて日米両国で交換した7部の書簡、覚書により、日本移民制限に関する協約（日米紳士協約）が成立、排日運動は一応の鎮静化をみたが、大正13（1924）年施行の排日移民法*³によって、日本人移民は完全に阻止された。

　ブラジル移民：日米紳士協約によって米国移民が制限されようとされた当時の明治41（1908）年、ブラジル移民が開始された、昭和9（1934）年ブラジルで移民制限の憲法修正案が可決されるまでにわが国から18万9,000人がブラジル移住した。

　米国、ブラジルなどへの移民によって、わが国の海外在住者の人口に占める比率は、明治38年の0.5％から昭和9年には3.1％に増大した。更には、20年（敗戦時）には4.2％に増大している。現状1.1％（令和2年）では想像の付かない高い数字であるが、経済力に乏しかった戦前のわが国にとっては、移民は必要不可欠な人口対策であった。なお、戦後、27年、54名から再開された戦後の日本人計画移民数は35（1960）年の8,316名まで増加続けたが、36年以降激減した。減少の理由は経済成長、特に30年から始まった高度経済成長によって、日本の国内産業の振興によって、雇用の場の増加がもたらされたためである。

　満州移民の是非を議論する前に、当時のわが国の経済力・人口問題は

無視してはならないことであり、『日本帝国の膨張・崩壊と満蒙開拓団』＊4
と簡単に総括することはできないことである。

* 1　　ドイツは明治 31（1898）年、膠州湾の 99 年間の租借地を清朝から
　　　得ていた。
* 2　　若槻泰雄：『戦後引揚げの記録』時事通信社、令 3
* 3　　排日移民法：1924（大正 13）年 7 月 1 日に施行された米国の法律
　　　の日本における通称。正確には 1924 年移民法（Immigration Act of
　　　1924）またはジョンソン＝リード法（Johnson-Reed Act）であり、
　　　日本人移民のみを排除した法律ではない。この法律では、各国か
　　　らの移民の年間受け入れ上限数を、1890 年の国勢調査時に米国に
　　　居住していた各国出身者数の 2％以下にするもので、1890 年以後
　　　に大規模な移民の始まった東欧・南欧・アジア出身者を厳しく制
　　　限することを目的としていた。
* 4　　細谷　亨：『日本帝国の膨張・崩壊と満蒙開拓団』有志舎、平 31

2．満州開拓移民

　満州開拓移民が、日本の移民史の中で、特記されることは、従前のア
メリカ移民、ブラジル移民などとは異なり、移民は満州（中国東北地区）
の保全を目指しての「国策移民」であったことである。個々人が働き場
を求めての自由移民ではなかったことである。

　満州への移民は、日露戦争（明治 37〈1904〉年～ 38〈1905〉年）後、
関東都督府＊1 や南満州鉄道＊2 により農業移民という形で行われたが、
満鉄附属地＊3 に入植した一部のものを除き失敗に終わった。本格的な
満州移民の送出は、満州事変（昭和 6〈1931〉年）後、日満両国、実際
には関東軍の主導下に行われるようになってからである。

　満州移民の目的は、①対ソ防備、作戦上の移民、②満州国の治安維持

のための移民、③内地における農村対策・農村の過剰人口対策、④満州
における重工業地帯防備のための移民、⑤主要食糧の内地への供給を可
能にするための移民、⑥五族（日、鮮、漢、満、蒙）協和のための移民
に要約されることである。

①対ソ防備、作戦上の移民、②満州国の治安維持のための移民

　この事実は、最初の移民団、満州国成立の1年後の昭和7年10月、
東京を出発した移民団は東北・北関東11県の在郷軍人会が募集した独
身男性だけの集団423名、全員が小銃、手榴弾を携行し、機関銃も保持
していた「武装移民」であったことに示されている。ただ、武装移民自
体は、直接対ソ防備というよりは、実際には、当時の満州、特に移民の
入植地であった北満は治安が不安定で、匪賊（ゲリラ）の跋扈する地域
であったためである。

　中国では、満州国成立の20年前、明治45（1912）年、アジア2番目
の共和制国家として「中華民国」が成立していたが、政権は、臨時大総
統袁世凱、大総統袁世凱、大総統黎元洪、総統代理馮國璋、大総統徐世
昌、大総統黎元洪、大総統曹金昆、臨時執政段祺瑞と不安定な状況が続
き、満州国成立の4年前の昭和3（1928）年に至って蒋介石が政府主席
となり、一応の安定をみたような状況であった。しかし、前年の昭和2
（1927）年毛沢東が江西省岡山に革命根拠地を樹立しており、国共抗争
が本格化していた。満州国成立当時の満州は、張作霖をはじめとする満
州軍閥の支配下にあり、国民政府の勢力外であった。事実、満州国は、
満州軍閥を動員しての東北行政委員会を組織し、中国からの独立宣言を
行った状況であった。

③内地における農村対策・農村の過剰人口対策

　満州移民は関東軍*4の主導のもとに行われたとは言うものの満州事
変当時、外務省、拓務省*5、また陸軍中央部も、積極的に満州移民を進

める姿勢ではなかった。これは、国際情勢、とりわけ中国の反撥を懸念してであった。しかし、昭和4年に起こった世界大恐慌のなか、農村を中心に経済的大打撃を受けた中で、満州事変の勃発（昭和6年）に人々は熱狂し、社会的矛盾はすべて満州移民によって解決されるかのような「幻想（満州移民熱）」が生まれていたこと[*6]は大きな原動力になったことが強調される。

④満州における重工業地帯防備のための移民

　満州の産業開発政策[*7]を見ると、「満州開発産業五カ年計画（昭和11年10月）」の基本は、ソ連との戦争持久に必要な産業を満州国独自に建設するという現地調弁主義であった。この計画は、鉱工業、農畜産、交通通信、移民の4部門で構成されていたが、所要資金からみれば、満州の豊富な鉱物資源を生かしての鉱工業は54％を占める極端な重化学工業に偏重したものであり、農畜産部門は5.5％に過ぎない存在であった。翌12年、満州重工業開発（本社：新京）が設立され、満州国内の重工業、鉱業への持株会社として鉱工業への投資の一元的管理を開始した。しかし工業地帯とて治安は確保されていたわけでなく、周辺の日本人人口を増加させる必要度が大きかった。

⑤主要食糧の内地への供給を可能にするための移民

　しかし、支那事変の勃発（昭和12〈1937〉年7月）は、満州開発産業計画に大きな変更を強いることになった。鉱工業においては「増産による日本への援助という性格」が強められるとともに、外貨の節約・確保（第三国からの輸出力確保）が重視されるようになり、農産物部門では、ドイツを中心に欧州への重要な輸出作物だった大豆の大幅増産となっただけでなく、同じく輸出が期待される蕎麦、荏胡麻、落花生なども増産作物に加えられた。さらに、高粱、粟、玉蜀黍についても「満州農民の基本食糧として民生安定に資するとともに、食糧自給の困難だった北支

への供給を目指して増産が図られた。また、高粱、玉蜀黍は対日輸出飼料としての重要性が増してきた。日本（内地）からすれば、朝鮮からは米、台湾からの砂糖、満州からは大豆の時代である。

昭和14年6月から開始された「北辺振興計画（3カ年）」は交通通信の整備や電気・給水、防空施設、保健・防疫など多分野にわたるものであったが、「開拓」については、「日本開拓民並びに北辺振興に適応せる優良なる鮮人開拓民及び原住民は国境接壌地帯において定着せしめる、特に従来無住地帯においては開拓青年義勇隊及び一般優良開拓民の積極的入植を図り北辺の強化に努めしむ」とされた。

昭和14年12月、日満両国によって発表された「満州開拓政策基本要綱」*8では、「未利用地開発主義」を唱えて入植地を「原則トシテ北満方面ヲ主トスル」とし、「移民」をすべて「開拓」と呼び替え、政策対象を日本人だけでなく、朝鮮人、原住民を含めて一元化することを打ち出した。なお、朝鮮人開拓団とその戦後については、報告はきわめて少ないが大きな研究課題である。

この年（昭和14年）以降、「満州開発産業計画」、「北辺振興計画」、「開拓植民政策」は満州国における三大国策と呼ばれることになる。そして、この中で、昭和初期の恐慌から立ち直れず疲弊していた日本（内地）の農村、そして農民が満州開拓民として国策移民の内に位置づけられることとなった。

⑥五族（日、鮮、漢、満、蒙）協和のための移民

満州事変（昭和6年）当時、満州の人口は約3,000万人、内地人は23万人（0.08％）ときわめて少数であった。五族（日、鮮、漢、満、蒙）協和が満州国の国是とされたが、12年になっても、人口の3,639万人の内訳は、漢民族2,970万人（81.6％）、満州族435万人（12.0％）、蒙古族98万人（2.7％）、朝鮮人93万人（2.6％）、そして、内地人は42万人（1.2％）と少なかった。満州の維持のために内地人人口の増加策は、わ

が国にとって大きな課題であった。

＊1　関東都督府：日露戦争後、ロシアより譲渡された関東州と長春（1932
　　　年～45年の間は新京）・旅順間の鉄道を防衛するため、明治38年
　　　9月遼陽に天皇直属の軍政のための関東総督府が設置された。軍政
　　　を廃し民政に移行すべきとの内外からの要請を受け、39年9月、
　　　関東都督府は旅順に移転・改組された。都督府は、関東州の統治・
　　　防備を担当し、外務大臣、陸軍大臣、参謀総長、陸軍教育総監ら
　　　の監督を受け、満鉄の業務監督、満鉄附属地の警備を行った。さら
　　　に、大正8年9月、都督府の軍事と政治が分離され、民政部門
　　　は関東庁（旅順）、都督府直属の守備隊、満鉄附属地の守備隊が関
　　　東軍（旅順）に統合され、関東都督府は廃止された。

＊2　南満州鉄道：日露戦争終結後、ロシアから日本に譲渡された東清
　　　鉄道南満州支線（長春・旅順間）、また、支線を含む鉄道事業およ
　　　び附属事業を経営する目的で、明治39（1906）年11月26日、大
　　　連に設立された政府出資50％の特殊会社。鉄道経営だけでなく、
　　　満州の農産物を支配し、炭鉱開発（撫順炭鉱など）、製鉄業（鞍山
　　　製鉄所）、港湾、電力、牧畜、ホテル業（大連、旅順、奉天などの
　　　ヤマトホテル）、航空など多様な事業を展開した。また、鉄道附属
　　　地の一般行政、土木、教育、衛生事業を担い、徴税権をも有して
　　　いた。

＊3　満鉄附属地：ロシアから引き継いだ満鉄附属地には、鉄路を中心
　　　とした幅62mの地域と各駅ごとに設けられた一定面積の二つがあ
　　　り、いずれも治外法権であった。満鉄は、これらの地域において
　　　大規模な近代的都市計画を進めた。しかし、満州国の成立（昭和7
　　　年）以降は、漸次、満州国に移譲されている。

＊4　関東軍：大正8（1919）年4月創設された軍の一つ。司令部は旅順
　　　におき、9月、関東庁の設置に伴い、都督府直属の守備隊、満鉄附
　　　属地の守備隊を統合、満州事変、満州国の建国後、昭和7年9月
　　　の日満議定書により、司令部を新京に移転、満州を担当地域とした。

＊5　拓務省：拓殖務省（明治29年設置、廃止）、拓殖局（明治43年設置）
　　　の過程を経て、昭和4年6月10日設置された官庁。朝鮮総督府・
　　　台湾総督府・関東庁・樺太庁の統治事務の監督、および海外移民

の募集・指導を行った。昭和 17 年 11 月 1 日大東亜省が設置され、拓務省の所掌は、大東亜省・内務省・外務省に分割され、廃止された。

＊ 6　加藤聖文：『満蒙開拓団』 2 頁、岩波書店、2017
＊ 7　「満州産業開発政策の転換と満州農業移民」（玉 真之助、『農業経済研究』72（4）：157 ～ 164、2001）
＊ 8　満州開拓政策基本要綱（昭和 14 年 12 月閣議決定）：この要綱において、満州移民に関する用語は、以下のように改称された。

　　　　　　旧称　　　　　　改称
　　　　満州移民　　　　満州開拓民
　　　　満州農業移民　　満州開拓農民
　　　　満州移民団　　　満州開拓団＊ 9
　　　　満州青年移民　　満蒙開拓青少年義勇隊（渡満後は、満蒙開拓青少年義勇軍）

　　　この要綱では、開拓民の種類を、(a) 開拓農民、(b) 半農的開拓民（林業、牧畜、漁業等）、(c) 商、工、鉱業その他の開拓民、(d) 開拓青年義勇隊、と定めた。
　　(a) 開拓農民
　　　(1) 集団開拓農民：200 戸～ 300 戸
　　　(2) 集合開拓農民：30 戸～ 100 戸
　　　(3) 分散開拓農民：5 戸、10 戸と分散的入植
　　(b) 半農的開拓民
　　　(1) 鉄道自警村：昭和 10 年から満州鉄路総局は所管鉄道沿線の治安維持と農業開発を兼ねるために、駐満軍の除隊兵をもって組織した。
　　　(2) 林業開拓民：昭和 11 年開始
　　　(3) 煙草開拓民：昭和 15 年開始
　　　(4) 酪農開拓民：昭和 14 年開始
　　　(5) 馬産開拓民：昭和 18 年開始
　　　(6) 農工開拓民：兵器の手入れ、従として農耕に従事（軍属の身分）

＊ 9　昭和 15 年 5 月施行の「開拓団法」（総論、管理、団員の地位、財務、監督）によって開拓団の業務内容、政府補助が明確化されたが、

この法では開拓団は5年以内の解散すべきことも定められ解散後の受け皿としての共同組合を規定する「開拓共同組合法」も6月に施行されている。

　　［参考資料］
　　『満洲移住讀本』（三浦悦郎編、拓務省拓務局、昭14）
　　『満洲開拓の沿革と概貌』（長谷川皓洋：満洲移住協会昭17）
　　『満洲開拓史』（満州開拓史刊行会、昭41）
　　『満洲国史』（満蒙同胞援護会、総論 昭45、各論 昭46）

3．満州（移民）・満州開拓民の動向

満州移民・満州開拓民の動向を、表Ⅰ－2、3に示した。

表Ⅰ-2　満州移民・開拓民の実行計画と実績の推移

期	年度	年次	実行計画（A）	実績戸数（B）	（B）／（A）
第Ⅰ期	昭和7年（1932）	第1次	600 戸	376 戸	62.70%
	8年（1933）	第2次	555	518	93.3
	9年（1934）	第3次	300	225	75
	10年（1935）	第4次	610	548	89.8
	11年（1936）	第5次	1,690	1,439	85.1
	小計		3,755	3,106	82.7
第Ⅱ期	12年（1937）	第6次	4,690	3,741	79.8
	13年（1938）	第7次	6,000	4,689	78.2
	14年（1939）	第8次	12,270	7,334	59.8
	15年（1940）	第9次	19,085	9,091	47.6
	16年（1941）	第10次	30,555	17,780	58.2
	小計		72,600	42,635	58.7
第Ⅲ期	17年（1942）	第11次	22,412	11,257	50.2
	合計		98,767	56,998	57.7

（義勇軍開拓団を含む）

〔資料〕・満州国通信社編：『満州開拓年鑑』（昭和19年版）、満州国通信社、昭19
　　　・満州移民史研究会編：『日本帝国主義下の満州移民』、龍渓書舎、昭51

表 I-3　日本人移民・開拓民の年次毎入植人員 (戸、%)

期	年度	年次	移民・開拓民数
第 I 期	昭和 7 年 (1932)	第 1 次	1,557
	8 年 (1933)	第 2 次	1,715
	9 年 (1934)	第 3 次	946
	10 年 (1935)	第 4 次	3,539
	11 年 (1936)	第 5 次	7,707
	小計		15,464
第 II 期	12 年 (1937)	第 6 次	7,788
	13 年 (1938)	第 7 次	30,196
	14 年 (1939)	第 8 次	40,423
	15 年 (1940)	第 9 次	50,889
	16 年 (1941)	第 10 次	35,774
	小計		165,070
第 III 期	17 年 (1942)	第 11 次	24,149
	18 年 (1943)	第 12 次	25,129
	19 年 (1944)	第 13 次	23,650
	20 年 (1945)	第 14 次	13,656
	小計		89,473
合計			270,007

〔資料〕・外務省移民局編：海外移住統計、外務省移民局、昭 39

［第 1 期（試験移民期：昭和 7 年度〜 11 年度］

　昭和 7 (1932) 年 8 月〜 9 月にかけて開かれた救農議会*1 において満州試験移民関連予算（拓務省所管）が成立した。関東軍は、7 年 9 月、特務部において「満州における移民に関する要綱案」を作成、10 月決定、12 月には満州における日本人移民事業の実務に当たる「移民部」を特務部内に編成した。

　第 1 次（昭和 7 年度）試験移民団は、昭和 7 年 10 月、東京を出発した東北・北関東 11 県の在郷軍人会が募集した武装移民 423 名であり、吉林省佳木斯を経て、入植地、佳木斯の南約 60 キロの樺山県永豊鎮に到

着したのは8年2月であった。確保された開拓地は約450平方キロ（横浜市、金沢市に相当）という広大な土地で、「弥栄村」と名付けられた。

この時期から起こっていた問題は、開拓地とは言うものの、約70平方キロ（約16％）は既耕地であり、100戸程の農村に立ち退きを強制したことである。

この武装移民の満州における引率者は東宮鉄男であった。東宮は張作霖爆殺（昭和3年6月）の実行部隊指揮官の大尉であり、当時、予備役に編入され、「関東軍付・吉林省顧問」の肩書であった。この事実からも、「満州移民」は関東軍の要望から開始されたと言えることである。

第2次（昭和8年度）試験移民団は、吉林省依蘭県七虎力に入植、「千振村」と名付けられた。ここで確保された土地は可耕地が約6割を占め、東亜勧業*2が強制買収を強行した。

このような事態に対して、日本人移民団の放逐と江東（長江下流域）自治権の確立を目指して昭和9年3月農民1万による武装蜂起「土龍山事件」が起こった。関東軍による鎮圧には10月まで要した。日本敗戦後の「開拓団の悲劇」の原点であった。

土龍山事件を教訓として土地買収は、関東軍を背景とした民間企業から、直接、満州国が行うこととなり、昭和10年7月、「拓政司」が設置され、以後、満州国が日本人移民の行政に関与することとなり、12年8月には満州拓殖公社*3が設立された。

第3次（昭和9年度）は、土龍山事件の影響があり、移民数は、第1次、第2次の半分近くに減少した

第4次（昭和10年度）、第5次（昭和11年度）と移民数は激増した。農村経済の不況に加えて、昭和9年にブラジル移民の途が閉ざされたためである。第4次からは、在郷軍人会は募集業務から退き、また、武装はしていなかった。

この時期、注目されることは、従来、関東軍は、満州国における治安維持のため日本人人口、移民の増加を期待していたが、対中国関係から

満州移民に必ずしも積極的ではなかった拓務省が、ブラジル移民の中止
事態（昭和9年）を受けて、積極策に転じたことである。

[民間の移民事業]

　満州事変の直後、民間の満蒙の移植民熱が高揚して、いくつかの計画
が立てられた。この時期に渡満が行われたいくつかの移民事業について、
『満州開拓史』から引用しておきたい。

　1．大凌河樺太移民団

　　昭和7年3月、日蓮教信者の在郷軍人42名、奉山線の大凌河付近
　に移住したが、入植予定地が地主と管理者の係争中であり、解決で
　きず解散。

　2．磐城炭鉱整理坑夫移民団

　　昭和7年5月、磐城炭鉱の失業日本人、朝鮮人60家族157名を満
　州各地の兵変による災害復旧工事に従事させるため渡満させたが、
　適職なく帰国。

　3．乃木村の建設

　　昭和7年6月、長野県乃木講有志の在郷軍人が、奉天周辺に乃木
　村建設を夢見て渡満したが、予定した兵営は満州国軍に引き渡し予
　定のため中断。

　4．星桜会満蒙野外作業隊

　　昭和7年7月、鹿児島の在郷軍人400名は、満蒙各地での交通工事、
　運搬工事に従事、帰農する目的で渡満したが、夏の大洪水に遭遇、
　悲惨な結末となった。

　5．大陸殖民講習所

　　昭和7年7月、長野県の産業組合満蒙移住研究会の主導で中学校、
　農学校卒業生（19歳〜28歳）36名が関東庁から払い下げをうけた
　土地に入植したが、教育方針の違いから2カ月で閉鎖された。

６．高知県在郷軍人移民団

　昭和7年7月、高知県の在郷軍人10名が渡満したが、以後、不明。

７．天照園移民

　東京市深川区の失業労働者無料宿泊所天照園の経営者が企画、第1期生42名が昭和7年6月渡満、移民実習所で1年農業移民としての実習後、奥地に移住させる計画であった。2期生33名は8年5月渡満、3期生は31名が9年4月渡満、4期生は10年4月16名が渡満、5期生8名が11年4月に渡満・入植した。紆余曲折あり、耕作地変更の事態も生じたが、10年には「一棵樹開拓組合」と改称、12年以降は、満州拓殖公社の助成を受ける一般の集合開拓団となった。

８．天理村の建設

　満州事変・満州国の建国を受けて、昭和7年4月天理教青年部は青年の熱情を傾けて、協力し、満州に天理村の建設を決定した。9年11月第一次移民43戸204名が、奉天近郊に入植、12月に天理教生琉里教会を開設した。第2次19戸が入植した。この移民村はあくまで宗教団体であることで、天理村付近の満人部落への普及活動を行い成果を挙げている。入植当時は共同耕作であったが、漸次、個人耕作に移行した。18年度より拓務省の管轄下に入り、第12次では第1天理村、第2天理村に分かれ、同じ18年度入植の岡山県送出の天城岡山村を加えて天理村と称し、敗戦を迎えた。

　　［参考資料］

　　『満州天理村十年史』（天理教生琉里教会編　（復刻版）、えにし書房、平30）

　　『実録・満州天理村：残留孤児たちは、いま』（山根理一編、天理教道友社、昭57）

　　『旧満州天理村開拓民のあゆみ』（山根理一編、平7）

　　『満州天理村物語』（山根理一編、平7）

　　『満州天理村「生琉里」の記憶：天理教と七三一部隊』（エィミー・ツジモト著、えにし書房、平30）

９．鏡泊学園村

「大亜細亜主義を抱懐せる青年を陶磁鍛練し、もって満州建国の理想成就に献身すべき実践的人材の養成を目的とし、その卒業生をして学園中心の理想的学園村を建設せしめ、あわせて満州国農業開発に資せんとす」の趣意書からも明らかなように、後の満蒙開拓青少年義勇軍と同様、青年移民であった。

昭和8年3月、全国的の学生募集を行い、入学許可者は4月から7月、東京国士館拓殖専門学校内の訓練所で予備訓練を受け、8月学生189名は職員とともに東京を出発、鏡泊湖に向かった。鏡泊湖は朝鮮国境に近い東満の牡丹江に位置する湖であるが、周辺地域は匪賊の跋扈する地域であり、匪賊の襲撃による戦死者の他、食糧供給などを断たれることがあり、10年には鏡泊学園開拓団は拓務省の管轄下の分散開拓団となり、11年の解散という悲劇に終わった。

10. 饒河少年隊

満州の東北国境、ウスリー江を隔ててソ連領を見下ろす饒河の江岸に大和村北進寮が開設され、青少年を試験移民として入植させ、対ソ作戦の拠点とすることが行われたが、詳細は不明である。

[第2期（本格移民期：昭和12年度〜16年度）]

昭和11年6月、広田弘毅内閣は、「20カ年・百万戸・五百万人」移住の政策を打ち出した。本格的な満蒙開拓団の開始であった。

移民は「甲種移民」と「乙種移民」に分けられ、「甲種移民」とは集団移民を指し、政府から手厚い補助が与えられた。「乙種移民」は自由移民であり、農業自由移民とその他の移民に区別された。集団移民には1戸あたり1,000円（物価換算：580万円）、農業自由移民には500円（290万円）、その他の移民には200円（116万円）の政府補助金が与えられた。

「百万戸・五百万人」開拓団計画は分村計画を主体としてして始められた。当時昭和の恐慌から立ち直れず疲弊した多数の農村が全国に存在していた。その農村から、村ごと、あるいは大部分の村民を開拓団として満州に送り出し、その地に分村する構想であった。この時期、満州移

民に積極的ではなかった農林省も、経済更生計画と分村移民を結び付け
て満州移民を推進する方針に転換している。

　分村計画第1号は長野県大日向村*4で、全村700戸の半分350戸が
お墓まで整理して、先遣隊が出発したのは昭和12年7月6日（盧溝橋
事件の前日）のことであった。

　以後、分村計画にもとづく開拓団は全国で編成され、さらには同じ郡
内、あるいは隣接の町村をひとまとめにした分郷計画にもとづく開拓団
も編成され送り出された。昭和12年、13年、14年、15年は順調に経
過した。

　分村問題に関連して指摘しておかねばならないことは、大正時代に
なって問題視されてきた「部落問題」、「差別問題」の解消を目指して、
開拓政策が拡大されるなか、被差別部落民も満州に送り出すことで、開
拓民数を確保すると同時に、国内の差別問題の解消が図られたことであ
る。特別指導地区として全国で25地区が指定されたが、最初に分村計
画を実行したのは熊本県鹿本郡来民町（現：山鹿市）の被差別部落地区
であった。昭和16年に先遣隊、17年に本隊が入植したが、この「来民
開拓団」は結果として、国内唯一の被差別部落が中心となった開拓団と
なった*5。

　　*1　救農議会：昭和7年8月23日から9月4日にかけて開催された第
　　　　63回臨時帝国議会の名称。昭和5年に始まった昭和恐慌の影響で、
　　　　農村は、生糸の対米輸出の激減、昭和5年の米の豊作、朝鮮・台
　　　　湾からの米の流入による米価の下落によって大打撃を受けた。結
　　　　果として、激しい小作争議、血盟団事件（7年2月9日、昭和維新
　　　　を唱える右翼団体によって井上準之助前蔵相、3月5日団琢磨〈三
　　　　井合名理事長〉が暗殺された事件）、五・一五事件（5月15日、海
　　　　軍青年将校が参画、犬養毅首相暗殺。農村決死隊も加わっていた）
　　　　に衝撃を受けた政府は、強硬外交（国際世論を無視しての満州国
　　　　の承認、昭和7年9月15日）と農村救済の二大政策を掲げて帝国
　　　　議会を開会した。

［参考］昭和恐慌は以下の数字から、その実情を知ることができる。

	昭和 4 年 (1929)	昭和 5 年 (1930)	昭和 6 年 (1931)
国民所得	100	81	77
卸売物価	100	83	70
米価	100	63	63
綿糸価格	100	66	56
生糸価格	100	66	45
輸出額	100	68	53
輸入額	100	70	68

＊2　東亜勧業：大正 10 年 12 月、外務省、拓務局（明治 43 年設置の内閣直属機関）などを中心とする日本政府主導のもと満鉄、東洋拓殖、大倉組の出資によって設立され、中国東北地域（満州）、東部内モンゴルの各地に会社農場を設け、生産する米、羊肉、羊毛などを日本に輸出することを目的としていた。

　　　［資料］江夏由樹：『中国東北地域における日本の会社による土地経営』一橋論叢 131（4）：249 〜 270、平 16

＊3　満州拓殖公社：昭和 10 年、満州国、三井合名、三菱合資の出資で設立された満州拓殖株式会社を前身として、満州国の開拓、開拓団の支援などを目的として 12 年 8 月に設立された国策特別会社。資本金 5,000 万円の内、日満両国政府が 1,500 万円ずつ出資、残り 2,000 万円は民間出資、本社は新京特別市。設立時の定款上の任務は次の通りであった。

- 開拓者に必要な諸施設を設置・経営すること
- 開拓者に資金を融資すること
- 開拓団用地を取得・管理し、これを開拓者に分譲すること
- 開拓に必要な事業を行う会社や組合に出資または融資すること
- 上の諸項目に付帯したその他の事業を行うこと

　　　満州拓殖公社は 14 年までに 19 万 6,022 平方キロの土地を確保したが、新規開拓地は 1 万 5,160 平方キロ（7.8％）に過ぎず、ほとんどは既耕地であったことが、将来の大きな禍根となった。

＊4　大日向村：長野県南佐久郡大日向村（現：佐久穂町大字大日向）。

吉林省舒蘭県四家房に移住、小説『大日向村』（和田　伝、朝日新聞社、昭和 14 年）を映画化した「大日向村（昭和 15 年）」は開拓団のモデルとして宣布されたが、やがて悲劇の日を迎えた。当時の惨状は、大日向診療所長木村長雄による手記に詳しい（本書 119 頁）。

　　［資料］和田　登：『旧満州開拓団の戦後』岩波書店、平 5
＊5　『満州移民と被差別部落―融和政策の犠牲となった来民開拓団―』大阪人権歴史資料館、平元

［開拓青少年義勇軍］

　昭和 12 年 12 月、閣議決定を経て、拓務省において、「青少年開拓民実施要綱及理由書」が策定された。16 歳～ 19 歳の青少年を募集し、茨城県の内原訓練所（満州拓殖公社所管）で 2 カ月の訓練の後、渡満、満州拓殖公社の訓練所で 20 歳になるまで、教育を受け、退所後、集団移民または自警村移民として独立することを目的としていた。人口・就業問題の解決策として国策ではあったが根底は満州国の対ソ防衛が強く意識されたことであり、昭和 7 年より 11 年まで行われた試験武装移民の引継ぎであった。16 年 10 月、満州での訓練を終えた義勇軍は開拓団に移行を開始した。

　しかし、昭和 12 年の支那事変の勃発以降、軍需産業などへの動員によって農村は労働力不足が進み、また、食糧不足による国内増産の要請が加わり 16 年、17 年と農村からの移民応募者が減少することとなった。この時期、この開拓民不足を埋めたのは 12 年に創設されていた満蒙開拓青少年義勇軍の開拓団であり義勇軍開拓団は一般開拓団よりはるかに多くが入植している（表 I－4）。しかし、19 年 10 月の兵役法改正による徴兵年齢「20 歳～ 40 歳」から「17 歳～ 45 歳」への拡大により義勇軍の募集自体も困難となった。

　［参考資料］
『満蒙開拓青少年義勇軍の現地訓練と将来』（三浦悦郎：満州移住協会、昭 17）

表Ⅰ-4　一般開拓団と義勇軍開拓団の入植戸数推移　（戸、％）

年度	一般開拓団	義勇軍開拓団	計	義勇軍割合
昭和 16 年（1941）	5,052	16,110	21,162	76.1
17 年（1942）	4,526	10,100	14,626	69.1
18 年（1943）	2,895	9,049	11,944	75.8
19 年（1944）	3,738	11,541	15,279	75.5
20 年（1945）	1,056	10,300	11,356	90.7
計	17,267	57,100	74,367	76.8

〔資料〕・山田昭次編：『満州移民』新人物往来社、1978

［報国農場］

　昭和 14 年 3 月、「満州国の産業開発、北辺振興並びに開拓の三大国策遂行」に当たって、青少年に現地勤労奉仕を通じて満州建国の意義を理解させる目的で発足した「満州建設勤労奉仕隊運動」が起点である。満州建設勤労奉仕隊本部は大東亜省内に設置され、文部省、大東亜省、農林省が事務分掌したが、事態の進展とともに、農産物（水稲、大豆、麦類、蕎麦）の内地への供給が主目的となった。18 年 8 月の在満州報国農場設置要綱（農林省農政局長通牒）では、「国民生活確保の絶対的要請に応ずる為、其の応急措置として、都道府県農業団体其の他、適当なる団体をして満州国内に於ける日本内地人開拓用地中簡易に開墾耕作し得べき土地を報国農場として耕作し得べき土地を報国農場として耕作経営せしめ以て食糧の応急増産を図らんとす」の方針が示され、「生産物は原則として内地に供給すべするものとす」と明記されている。

　東京農業大学実習生など数多くの若者が悲劇に追いやられることとなった。

　［参考資料］
『農学と戦争　知られざる満州報国農場』（足達太郎、小塩海平、藤原達史：岩波書店、令元）

［第3期（移民事業崩壊期：昭和17年度〜20年度）］

　農村からの開拓民は希望者の減少が深刻化して行った。一方、日米関係の悪化・日米開戦に備えて昭和15年10月、政府の生産力拡充政策として、商工省は中小商工業の整備統合を促進し、廃業者を必要産業の労働力として再配置する方針を立て、要転業者の転業先を「満州開拓民」とすることを閣議決定した。拓務省は、要転業者から10万人の開拓民化を計画、15年度には、5,000戸の送出を計画、1,100戸が送出された。17年度には「大陸帰化開拓団」を編成、全体送出計画の20〜30％を占めるような状況となっていた。加えて、東京、大阪などで空襲に備えて行われた建物疎開によって家を失った人達を対象とする開拓団も送出された*1。東京で最初の開拓団は、武蔵小山商店街の住民で構成された「興安荏原開拓団（19年1月）」である。

　昭和15年、哈爾浜市郊外に入植した長嶺子開拓団は賀川豊彦が提唱した基督教開拓団であり、16年の大阪の沙里仏立開拓団、18年の仁義仏立郷開拓団は日蓮宗本山仏立講信徒による開拓団は、宗教開拓団であるが参加した開拓民は転業者で、宗教界でも信者救済の手段として「帰農」が有望視されていたわけである*2。

　最後の開拓団は、空襲罹災者を中心に編成され、東京農業大学が東安省内に所有していた湖北報国農場内に開設予定の常盤松開拓団であった。昭和20年6月26日東京出発、途中、船が触雷沈没、元山に上陸、8月8日牡丹江駅に到着したが、数時間後にソ連軍の満州進攻に出合った。

　昭和20年7月2日、大東亜省は「現戦局下ニ於ケル満州開拓政策緊急措置要綱」を策定、「内地ニ於ケル緊急要因充足ノ要請並ニ内地大陸間航路遮断乃至至難ノ情勢ニ鑑ミ満州開拓民（青少年義勇軍等ヲ含ム以下同ジ）ノ送出ハ原則トシテ一時之ヲ中止ス」を決定、昭和7年10月に開始された満州移民は、12年たらずで終焉した。

＊1 『東京満蒙開拓団』（東京の満蒙開拓団を知る会、ゆまに書房、平24）

＊2 加藤聖文：『満蒙開拓団』183頁、岩波書店、平29

［敗戦直前の開拓団の状況］

敗戦直前の昭和20年5月の調査（満州拓殖公社）によると

1．開拓団、義勇隊の都道府県別送出順位（表Ⅰ−5）をみると、長野県、山形県にみるように山間高冷地で耕地の少ない地方が率先して満州移住を企画したことがうかがえる。

2．満州現地における状況では（表Ⅰ−6）

①開拓団数は881、戸数は69,826、人口は192,492であり、主たる入植地は北満である。

②義勇隊では、31カ所の訓練所で22,305人の訓練生が入植待の状況であった。

③報国農場では、74カ所に4,981（男2,732、女2,249）名が在留していた。

表Ⅰ-5　敗戦直前の状況 ―開拓団および義勇隊合計送出順位―

順位	府県名	開拓団員（名）	義勇隊員（名）	合計（名）
1	長野	31,264	6,594	37,859
2	山形	13,252	3,925	17,177
3	熊本	9,979	2,701	12,680
4	福島	9,576	3,097	12,673
5	新潟	9,361	3,290	12,641
6	宮城	10,180	2,239	12,419
7	岐阜	9,494	2,596	12,090
8	広島	6,345	4,827	11,172
9	東京	9,116	1,995	11,111
10	高知	9,151	1,331	10,082
11	秋田	7,814	1,638	9,452
12	静岡	6,147	3,059	9,206
13	群馬	6,957	1,818	8,775
14	青森	6,510	1,855	8,354
15	香川	5,506	2,379	7,885
16	石川	4,463	2,808	7,271
17	山口	3,763	2,745	6,508
18	岩手	4,443	1,993	6,436
19	岡山	2,898	2,888	5,786
20	鹿児島	3,432	2,268	5,700
21	奈良	3,945	1,298	5,243
22	富山	3,775	1,425	5,200
23	福井	3,057	2,079	5,136
24	山梨	3,166	1,939	5,105
25	愛媛	2,200	2,325	4,525
26	兵庫	2,170	2,230	4,400
27	埼玉	2,900	1,968	4,368
28	佐賀	2,800	1,500	4,300
29	栃木	1,429	2,802	4,231
30	大阪	2,030	2,125	4,155
31	三重	2,753	1,309	4,062
32	鳥取	1,339	2,287	3,626
33	茨城	1,551	2,022	3,573
34	宮﨑	1,769	1,613	3,392
35	京都	1,418	1,952	3,370
36	徳島	1,243	2,082	3,325
37	和歌山	1,272	1,877	3,149
38	北海道	2,002	1,127	3,129
39	福岡	1,669	1,445	3,114
40	島根	1,507	1,528	3,025
41	沖縄	2,350	644	2,994
42	大分	735	1,836	2,571
43	愛知	634	1,724	2,358
44	長崎	747	1,403	2,151
45	千葉	1,037	1,111	2,148
46	神奈川	1,013	575	1,588
47	滋賀	93	1,354	1,447
合計		220,359	101,514	321,873

表Ⅰ-6(1)　満州における敗戦直前の状況 ―開拓団戸数人口調―（昭和20年5月現在）

種別／省名	開拓団数			戸数			人口		
	単独	混成	計	指導員	団員	計	指導員	団員	計
三江	81	34	115	314	9,343	9,657	904	31,866	32,770
東安	64	45	109	350	10,209	10,559	840	27,503	28,343
牡丹江	35	13	48	133	3,371	3,504	306	10,837	11,143
黒河	8	13	21	194	3,948	4,142	318	5,076	5,394
北安	102	59	161	558	10,420	10,978	1,236	25,005	26,241
竜江	54	18	72	231	6,508	6,759	611	14,148	14,759
浜江	62	23	85	232	6,991	7,223	705	23,129	23,834
吉林	71	21	92	228	7,355	7,583	670	21,137	21,807
間島	22	1	22	57	1,253	1,310	167	4,136	4,303
通化	4	―	4	8	122	130	30	420	450
安東	8	2	10	10	222	232	37	927	964
四平	16	2	18	52	738	790	158	2,740	2,898
奉天	24	3	27	76	967	1,043	202	3,335	3,537
錦州	32	4	36	109	2,150	2,259	346	6,433	6,779
興安北	1	5	6	8	304	312	15	408	423
興安東	31	3	34	133	1,866	1,999	450	4,859	5,309
興安南	4	4	8	32	1,001	1,032	65	2,255	2,320
新京特別市	8	4	12	9	300	309	29	1,189	1,218
計	627	254	881	2,754	67,068	69,822	7,086	185,403	192,492

表Ⅰ-6(2)　満州における状況
―義勇隊関係―

訓練所数	訓練生
31	22,305

表Ⅰ-6(3)　満州における状況
―報国農場関係―

個所数	隊員数		計
	男	女	
74	2,732	2,249	4,981

表1-5、1-6は『満洲開拓史』（昭41）による

満州開拓民の保健・医療対策

　満州は古来、悪疫瘴癘の地といわれただけに、伝染病、地方病、寄生虫病などが非常に多い地域であった。

　急性伝染病：赤痢、コレラ、腸チフス、パラチフス、猩紅熱、ジフテリアの他、ペスト、発疹チフス、満州チフス、アメーバ赤痢、痘瘡、再帰熱などが多発流行していた。また、マラリア（三日熱）が南満に多発した。コレラはしばしば満州（中国東北部）以外の中国本土から侵入し、特に大正8年、昭和8年には、大連、営口方面から侵入して全満に流行し、それぞれ5万人、6,400人という多数の患者を出していた。ペストに関しては、満州には広大なペスト地帯があり、毎年夏期に流行していた（常在ペスト）。他に、中国、シベリアからのペストの侵入があった。狂犬病も少なくはなかった。

　慢性伝染病：結核、トラコーマ、癩が主なるものであった。トラコーマは満人の間で著しく蔓延していた。他に、梅毒が蔓延し、特に蒙古地方では人口減少の原因となっていた。

　地方病・寄生虫病：満州には古くから、三大地方病としての克山病（心筋疾患）、カシンベック病（鉄分過剰による骨の発育異常）があり、その他、カラアザール、孫呉熱、波状熱などの地方病があり、寄生虫病としては、回虫、鉤虫、顎口病、肺臓および肝臓ジストマ、条虫などによるものが多かった。

　当時刊行された書籍『開拓地の保健衛生心得』[*1]の目次をみると、気温、気候といった開拓地の基本状況から、飲料水の現状（飲用に適する井戸水は22％）、住居、便所（消化器系伝染病の元であるが、当時、満人農家では人糞は豚の飼料にするので、便所は不要であった）を巡る注意点、

伝染病、地方病の説明から、妊婦、産婦、新生児、乳幼児への対応から救急療法に至るまで、当時の満州の保健衛生の状況が、詳細に記述されている。

しかし、開拓地において最大の問題は「屯墾病」、一種の懐郷病（ホームシック）であった。満州開拓史は、"開拓民は当初妻子と別れ、義勇隊は父母兄弟と別れ、荒涼たる満州の原野に入植するのであるから、最初から相当の覚悟はしているものの一月、二月と経過する間に次第に幹部の命に従わず、同僚間の協和を欠いて、喧嘩をするとか、町に出ては飲酒して寒天を漫歩し、甚だしきは凍死する者さえあり、義勇隊[2]では終日寝床にもぐり込んで作業に出ず無口となり、しきりに故郷に便りを書き、内地で聞いたのと現実との差のはなはだしいことを訴える等、その病状が進行すれば離団、退団などを起こすことになる。これら「屯墾病」は義勇隊では母の慈愛こもった文通などが最も効果多く、一般開拓団では家族あるものは妻子を招致する事によって、また、独身者は妻帯することによって自ら解消したものである。なお厳冬を終え、解氷して陽春を迎え、野に山に百花繚爛の季節ともなればまた自然と雲散する例もあった"と記載している。

    [1]   宇留野勝弥：『開拓地の保健衛生心得』満洲移住協会、昭17
    [2]   内木　清：「満蒙開拓青少年義勇軍—その生活の実態—」『愛知県立大学大学院国際文化研究科論集』(11) 79～107、平22

1．開拓地の保健体制

当初は、満州拓殖公社[1]が、日満両国政府の共同補助によって診療所・医療施設の整備を行ったが、昭和18年4月以降は、新たに発足した開拓保健団（表Ⅱ-1）の業務として行われた。

満州拓殖公社時代の状況は、開拓団は入植戸数によって、200戸～

表Ⅱ-1　満州國特殊法人開拓保健団（概況）

　　満州國内開拓地における日本開拓民の醫療および保健衛生施策に関する日満両國政府の実行機関として昭和18年4月1日、満州國勅令により設置された。
Ⅰ．性格
　1．日満両國政府の開拓地保健衛生施策の実行機関
　2．資金は日満両國政府の補助金で、両國折半負担。毎年度予算は事業計画とともに日本政府が先議決定の上、満州國政府が1／2を負担する。
　3．役職員は日満両國政府その他、及び開拓および衛生関係の現識者を努めて充用し、専任者を最小限度に止め、事業の実行と人件費の節約を図った。
Ⅱ．事業の大要
　1．開拓地における診療所、綜合病院、および結核療養所の施設、運営
　2．開拓地における保健指導、予防衛生
　3．所属醫療関係者の充足、錬成、保健婦、看護婦の獲得養成
　4．醫療資材の整備充実
Ⅲ．機構
　満州國の外郭団体として、厚生部大臣の監督下に置いた。
　1．役員
　（1）理事長　満州國厚生部次長
　（2）副理事長（2名）日本政府側　大東亜省満州駐在事務官
　　　　　　　　　　　　満州國政府側　満州國厚生部保健司庁
　（3）理事（5名）常務理事1名は専任、他4名は日満両國政府、関係機関の現職者から委嘱
　（4）監事（2名）日満両國政府、関係機関の現職者から委嘱
　（5）評議員（2名）日満両國政府、関係機関の現職者から委嘱
　（6）顧問　日満両國政府、関係機関の首脳者から任命、委嘱
　2．各部組織
　（1）本部　常務理事の下に、総務、業務、経理の3課、他に、移動診療班、保健指導班を設置
　（2）省支部　省次長を省支部長
　（3）県（旗）弁事処　県または旗に設置、副県長を弁事処長として管内業務
　3．醫療施設および養成所
　（1）開拓団診療所　各開拓団毎に設置。醫師・所長（1名）、保健婦（1名）、看護婦（1～2名）
　（2）綜合病院　開拓地に中枢地区に設置
　（3）結核療養所
　（4）保健婦養成所

表Ⅱ-2　開拓地保健衛生施設数調(昭和19年11月現在)

施設別	施設区域または場所	施設数
診療所	開拓団地域所在診療所	242
	協同組合　　　〃	39
	義勇隊開拓団　〃	124
総合病院	東満総省寧安県東京城	1
	竜江省甘南県甘南地区	1
保健婦養成所	三江省佳木斯	1

　300戸の開拓団は「集団開拓団」、50戸〜100戸程度は「集合開拓団」、以下は「分散開拓団」と呼ばれ、集団開拓団には各1名、集合開拓団には、6カ所に1名の医師（保健指導員）が配属され、医師の常駐する集団開拓団には看護婦、産婆も配置される体制となっていた。開拓指導員（医師）は、日満両国政府より任命され、開拓団長統率の下に、農事、畜産、警備、経理の各指導員と協力し開拓団の建設業務に当たることとなっていた。

　診療所だけでは、医療のすべてに対応することは出来ないので、手術、診断困難、重症患者は、各地方の県立病院に転送される体制になっていた。しかし、県立病院に日本人医師は不在のため実際上利用できず、哈爾浜、牡丹江、斉斉哈爾、北安、東安、佳木斯などの満鉄病院*2、赤十字病院*3 などに転送されて居た。

　開拓保健団発足以降、さまざまな面で充実が図られた。昭和19年11月の状況を表Ⅱ-2に示した。20年の敗戦当時には、開拓団診療所は約380カ所、綜合病院は東京城、甘南に建設され、磐山は基礎工事完成、結核療養所は建設着手中の状況で、佳木斯の保健婦養成所は第1期、第2期生が在学中の状況であった。開拓保健団職員は約1,440名で医師740名（内約半数は応召その他により軍務に従事）、保健婦・産婆・看護婦約500名で、事務系職員200余名であった。

＊1　満州拓殖公社：満州国の開拓、開拓団の支援を目的に昭和12年8月に設立された日本の国策特別会社（本書20頁参照）。

＊2　満鉄病院：満州国の建国（昭和7年）以前、満州は中国本土の支配の及ばない軍閥割拠の地であり、行政としての医療対策はほとんど行われていなかった。満鉄附属地における満鉄の対策の他は、欧米のキリスト教による伝道医療活動が挙げられる程度であった。満鉄は、日本政府の命令により、明治40年4月、本社（関東州大連）地方部に衛生課を設け、衛生行政にあたってきたが、満州国建国後は、積極的に各地の医療施設の整備を進め昭和10年頃には、瓦房店、大石橋、営口、西営口分院、鞍山、遼陽、蘇家屯、鐵嶺、開原、四平街、公主嶺、新京、木渓湖、安東、撫順、哈爾浜、斉斉哈爾、吉林、通遼、赤峰、孔蘭屯、黒河、図們に医院（一般病院、婦人病棟、伝染病棟が附設）が開設されていた。

＊3　赤十字病院：昭和13年5月満州国赤十字社が創設され、新京、哈爾浜、錦州など11カ所に医療施設が設置された。

2．開拓地の保健状況

　開拓地の保健状況については、第6次（昭和12年）から第9次（15年）までの開拓団、第1次義勇軍開拓団の医師62名からの私信、面接時の談話を土台にして編集された『開拓地の保健状況（満州移住協会、昭17)』が宇留野によって報告されている。いくつか開拓地の状況を転載しておきたい。

・**湯原東海村開拓団**（三江省鶴立県：第6次開拓団、昭和12年入植）
　総面積は約80平方キロで、地区一帯は緩やかな傾斜をなして居り、沼、湿地あり、将来、耕地とする可能性がある。地質は阿凌達河と鶴立河流域は、一般に砂壌土で、他は壌質粘土である。

　1年間の無霜期間はおよそ140〜150日で、結氷は10月下旬、解氷は4月中旬で、冬の地下凍結は約1米半に及んでいる。

　昭和12年、先遣隊が入植、現在、15部落、団員244名、主婦231名、子女284名、縁故者40名、合計人口799名（16年3月）、14年度の営農状況は水田220町歩、畑作573町歩。家畜は牛43頭（内乳牛10頭）、豚243頭、緬羊8頭、鶏280羽。副業としては、製縄俵、柳條細工、薬草採取、砂利採取、農閑期を利用しての資材運搬、野草刈取を行っている。

　個人経営の時代になっているが、各戸共満人の使用人をおき、伐採、製炭、蔬菜栽培で相当な収入を挙げている。但し、昭和16年は冷害、鳥害とから、農産物に大きな被害があった。

　保健衛生状況：昭和15年10月竣工の団病院は、16年3月火災にて消失、直ちに再建築にとりかかり、10月末再建。煉瓦造りで、診察室、薬局室、病室（10）、賄室、浴室、倉庫の他に医師住居の2室があった。18年度に医師住宅ができれば、2室は手術室、当直室に改造する計画。将来、約1万円の予算で、新たに診察室、薬局、看護婦室、検査室、手術室などを建築、現在の建物は全部病室に充当の予定。

　保健指導員（医師）、見習看護婦、個人営業の助産婦2名で構成。

［診療規定］

　診察券　団内者無料、団外者50銭（物価換算：2,400円）1カ月

　処置料　団外者　10銭〜1円（580円〜5,800円）

　　　　　団内者　団外者の3割減

　手術料　団外者　甲　5円〜20円（3.4万円〜23万円）

　　　　　　　　　乙　50銭〜5円（2.4万円〜3万円）

　　　　　団内者　団外者の3割減

　分娩料　団外者　1回　10円（5.8万円）

　　　　　団内者　団外者の3割減

　入院料　団外者　1日　2円50銭（1万4,500円）

　　　　　団内者　団外者の 3 割減
　水散薬　各 1 日分　団内者　大人 20 銭（1,160 円）
　　　　　　　　　　　　　　　小人 15 銭（870 円）
　往診料　団内者無料
　　　　　団外者 1 円（5,800 円）
　　　　　時間外往診は団内者は団外者の 3 割減
　　　　　深夜往診料　医師の所得
　往診の回数は 1 カ月 10 回程度。
　年間赤痢患者 1 名が県立病院に入院したのみ。
　医師が指定した患者の外は所外診療は受けられない。
　医師と団長と団員一般との関係は円満で、今だ嘗て診療上悶着はなし。詐病などたくらむ不真面目なものもなし。

　満州開拓公社を通じて注文の薬品、機械類は中々入手できないのが問題である。多くは注文後 3 カ月乃至 5 カ月を要する有様である。
　満州国嘱託の公医としても検診、巡回検診にも従事している。
　赴任当初は、医師に対する団の一般の空気は「又後任の医師が来たのか。又半年がせいぜい 1 年位居て逃げ帰るのが関の山だろう」くらいの陰口で、不快の数週間を経過したが、現在は団全体医師を信頼してくれて、楽しく日々の業務に服している。医師の毎月の俸給も日本側の分は翌月 5 日頃、満州国側はその月の 25 日に支払われている。満人、鮮人診療した時の収入は医師個人の所得とする規定、夏の間は、毎月 100 円（58 万円）位の収入があり、生命保険診査医の嘱託として 40 円（23 万 2,000 円）あり、単身生活の月々の生活費は 50 円（29 万円）程度であるので、経済には充分の余裕がある。
　10 月頃の外来患者は 1 日 14 名位、脚気、トラコーマ、肺浸潤、外傷、疥癬、結膜炎などの病気。夏には下痢が非常に多いが、重くなければ診察には来ない。2 月時分には外来 1 日 1 名との閑散ぶり。
　医師の月の生活費は 100 円（58 万円）で済むが、薪炭費は驚くほど高く、一冬でおそらく 300 円（174 万円）、又、野菜の貯蔵に数百

円かかるので楽ではないこともある。

• **黒馬劉開拓団**（北安省綏稜県：第 6 次開拓団、昭和 12 年入植）

　開拓団は東西 7 粁、南北 12 粁、面積 8400 ヘクタールを占め 30 余の部落に分かれ、1 部落は 8 戸のわりになっている。井水質は満州医大の調査の結果甚だしく不良ではないが、鉄分が多い。昭和 15 年初めの総戸数は 207、人口は 740（男 381、女 359）、国民学校生徒数は 108。本団の経営は良好ではなく、相当の赤字である。

　診療方針に関する限り至って平穏無事で急性伝染病もなく、医師は産婦人科の技術が認められて、近接の 2 ヵ団には医師が居るのだが、時々産婦人科的患者を診に往診を依頼され奔走している。昭和 17 年 4 月 1 日より開拓団廃止、共同組合に移行し、従来あった指導員達も身分の変更があった訳である。診療所が開拓組合新潟村通北県立病院黒馬劉診療所となって、県に移管されるに及び医師も県官吏の身分となる事になった。5 月漸く移管したが、6 月には従来の診療所が腐朽、大破損しているので、別個の建物に移転した。

　開拓民は医師と同県出身なので、なにごとについても便宜でよい。ただし、木訥、単純である生活のため、高給を食む医師の境遇をうらやんで日常生活品の購入の時なども、医師には高価を払わせないと気が済まぬような点は、不愉快を催すことがないでもない。

• **湯原宮城村開拓団**（三江省鶴立県：第 6 次開拓団、昭和 12 年入植）

　開拓団には水田がなく、外から米を購入している。家畜としては、乳牛 2 頭（1 日搾乳 1 斗 6 升）、山羊 30 頭、鶏 1,500 羽。個人家屋は 1 棟 2 戸建、1 戸 2 室。暖房は坑、ペチカ併用、主に草が燃料。

　医師が他の開拓医と異なる点は最初から保健指導の重点を乳幼児に置き、団内の助産婦、優秀な主婦に衛生知識を与え、保健婦として活動できるように教育して、団の部落を提示巡回して保健指導の補助を行わせていることである。また、農繁期の託児所を開設して

団員から感謝されており、さらに常設の託児所を作り、全満州の模範とするため関係当局に猛運動を続けている。

外来1日30名、薬価は日満人とも1剤30銭（物価換算：1,740円）。乗馬か徒歩による往診1日1〜2回、医師の個人収入となる。診療収入も多く年収6,000円（3,480万円）の黒字経営を続けている。

蓮江口に県立病院分院が開設され、医師は転勤、開拓団の仮診療所は村の寺院になっている。

●十騎大野郷開拓団（間島省安岡県：第10次開拓団、昭和15年入植）

医師は昭和17年4月赴任。現在45名入植しているが、他に、鮮系650名。17年中に後続の本隊70名入植する予定が実現しそうにないため、開拓団の建設事業が活気を呈していない。建物は団本部はバラック、その他は鮮人家屋を買収したものを使用中で、17年7月までに個人家屋24戸を建設する予定。水田は17年180町歩開墾する筈である。

野菜は現地産で自給可能。馬鈴薯は豊作で満拓に売却。井戸水が良好。付近の川からは鱒族の魚類がとれる他、野獣も多いので、食卓に上げることができる。1年前まではあった匪害は今はなく、治安は安全である。

保健衛生の状況：仮診療所は鮮人家屋の2室、1室は診療室、1室は医師の寝室、暖房は火炕、療属（産婆）なし。

赴任時、医療設備皆無であったので3,500円（物価換算：2,030万円）で、薬品、医療器械などを購入した。外来患者は1日3〜4名程度、鮮人またその程度。赴任以来、死亡者なし。結核は開拓民の妻1名あり、内地に帰還を考慮。鮮系の牧夫に波状熱と判断される患者がでたが、過去家畜の斃死の多かったのは波状熱だと考えている。団員診療は無料。

3. 満州開拓医

　昭和 14（1939）年満州開拓団保健指導員制度が発足し、いわゆる「満州開拓医」が誕生した。当初は拓務省*1、次いで大東亜省*2の事業として行われたが、18 年 4 月に「満州国特殊法人開拓保健団」（28 頁参照）が発足した後は、開拓保健団が業務を行うこととなった。

　拓務省の「満州開拓団保健指導員、満州開拓青年義勇隊訓練所医師並に開拓医学生の募集要綱」（昭和 16 年 9 月）を表Ⅱ-3 に示した。

　医師（保健指導員）には 350 円〜 550 円（物価換算：200 万円〜 320 万円）、青年義勇軍訓練所医師は 300 円〜 500 円（物価換算 170 万円〜 290 万円）と高額な月額給与が提示されたが、内地からの医師の補給は困難であった。大きな理由は、昭和 12 年 7 月の支那事変（日中戦争）勃発以後、戦線の拡大とともに軍医不足の状況をきたし、内地では軍医への招集に加えて、陸軍の強い要請を受けて、14 年 6 月、7 帝大、6 官立医大に臨時医学専門部が開設され、以後、医師の短期養成を目指して 20 年 8 月の敗戦までに、35 の医専部・医専が増設される状況を来していたためである。内地からの医師で応募する者は少なかっただけに、関係者は開拓医の確保に腐心した。開拓医確保・補充に、様々な対策が行われた。

表Ⅱ-3　拓務省の満州開拓団保健指導員、満州開拓青年義勇隊訓練所医師並びに開拓医学生の募集（昭和 16 年 9 月）

満洲開拓團保健指導員募集要綱
一　趣旨　満洲に於ける開拓地に於て診療竝に保健衛生指導に従事せしむるため満洲開拓団保健指導員を募集す
一　募集人員　百名
一　資格　日本内地に於て開業の資格を有する醫師にして身體強健且つ意思鞏

固なる年齢概ね五十歳未満の者
一　手続　志願者は左の書類を拓務省拓北局長宛提出すること
（一）願書（末尾第一號様式）一通
（二）履歴書（醫師免許状下付年月日及登録番號記入のこと）二通
（三）戸籍抄本（在籍者全部を記載せるもの）二通
（四）身元證明書（市町村長發給のもの）一通
（五）家族調書（末尾第二號様式）二通
（六）身體檢査書　一通
（七）寫眞（最近撮影の手札型）二葉
一　銓衡　拓務省又は道府縣應に於て拓務省係官面接銓衡す
一　待遇其他
（一）身分　日滿両國に於て開拓團指導員に採用し開拓團に駐在せしむ
（二）手當　月額三百圓乃至五百圓程度（學歴及實歴を審査の上決定す）を支給し別に滿洲国公醫囑託として手當月額五十圓を支給す
（三）赴任旅費　家族旅費を含み三百五十圓を支給す但し朝鮮より赴任の場合は三百圓、滿洲より赴任の場合は二百圓とす
（四）宿舎　無料貸与す
将来満洲国内に於て各機関との交流を考慮す

満洲開拓青年義勇隊訓練所醫師募集要綱
一　趣旨　滿洲開拓青年義勇隊訓練所に於て診療並に保健衛生指導に従事せしむるため滿洲開拓青年義勇隊訓練所醫師を募集す
一　募集人員　百名
一　資格　日本内地に於て開業の資格を有する醫師にして身體強健且つ意思鞏固なる年齢概ね五十歳未満の者
一　手續　志願者は左の書類を拓務省拓北局長宛提出すること
（一）願書（末尾第一號様式）一通
（二）履歴書（醫師免許狀下付年月日及登録番號記入のこと）二通
（三）戸籍抄本（在籍者全部を記載せるもの）二通
（四）身元證明書（市町村長發給のもの）一通
（五）家族調書（末尾第二號様式）二通
（六）身體檢査書　一通
（七）寫眞（最近撮影の手札型）二葉
一　銓衡　拓務省又は道府縣應に於て拓務省係官面接銓衡す
一　待遇其他
（一）身分　滿洲開拓青年義勇隊訓練本部の職員（教士）に採用し滿洲開拓青年義勇隊訓練所又は哈爾賓中央医院に配属せしむ

（二）収入　月額三百圓乃至五百圓程度（學歷及實歷を審査の上決定す）

（三）渡滿旅費及支度料　二百五十圓を支給す

（四）宿舍　無料貸與す

將來滿洲國內に於て各機關との交流を考慮す

問合せは（イ）拓務省拓北局輔導課、（ロ）道府縣学務部、（ハ）滿洲移住協會

開拓醫學生募集要綱

一　募集人員　百名

一　受給資格　甲號　大學令に依る大學醫學部醫學科在學中の學生

　　　　　　　乙號　官公立又は文部大臣の指定したる私立醫學專門學校醫學

　　　　　　　　　　科在學中の生徒

一　給費学　甲號　月額五十圓　乙號　月額四十圓

一　特典　休暇を利用し滿洲現地視察に派遣す

一　卒業後の勤務條件

（一）身分　開拓團指導員又は滿洲開拓青年義勇隊訓練本部職員

（二）勤務　滿洲農業開拓團又は滿洲開拓青年義勇隊の診療に從事す尚ほ滿洲
國綜合病院に於て實地臨床實習の機會を與へ相當期間勤務者に對しては歸朝研
究、在満勤務先の交流をも考慮す

（三）待遇　甲號　初任給月額　二百五十圓　乙號　初任給月額　二百圓

右の外滿洲國公醫を嘱託せられたる者には手當月額五十圓を支給す

住宅は無料貸與す

赴任旅費は二百圓乃至三百五十圓支給

（四）就診義務年限　受給期間に一年を加へたる期間

一　募集期限及手續　本月三十日までに願書其他の必要書類を學校當局経由の
上拓務省拓北局輔導課宛提出のこと

一　提出書類

（一）願書（別記様式）一通

（二）履歴書（本人自筆）一通

（三）戸籍抄本（在籍者全部を記載せるもの）一通

（四）學業證明書　一通

（五）身体検査書　一通

（六）所属學長又は學校長の推薦書　一通

（七）写真（最近撮影の手札型）一葉

一　銓衡　十月上旬最寄地に於て行ふ

一　問合せ　拓務省拓北局輔導課

(1) 一般選抜試験

　昭和 15 年 6 月、第 1 回開拓医師採用募集が行われ、爾後、毎年 1 回
または 2 回募集され、19 年に第 6 回目の募集を行った。

　第 1 回試験の概略は、下記のようであった。

　　1. 応募資格　中等学校卒業程度以上の学力を有し、且つ医師につ
　き 5 カ年以上医学及び医術を習得したるもの

　　2. 試験施行地　東京、仙台、札幌、大阪、福岡

　　3. 試験は毎回日満両国政府の任命した試験委員（日本側 1 名、満
　州側 1 名の医師たる専任技師の外関係官数名）によって行われ、臨
　時に其試験地の技師が委嘱された。第 1 回は日本側宇留野拓務技師、
　満州側は民生部豊田技師が担当した。

　　4. 試験科目及び問題　試験は 3 日間。東京における施行状況。

　　第 1 日目（筆記試験）

　　内科学　イ. 急性肺炎と肋膜炎との鑑別診断に就て述べよ

　　（午前）　ロ. 脚気の診断と治療に就て記せ

　　　　　　ハ. 赤痢の症状と治療法を記せ

　　薬理学　イ. 腸の収斂剤を挙げ且つ処方例を記せ

　　（午後）　ロ. 左に就て知るところを記せ

　　　　　　　　ヂキタリス、硫酸アトロピン、塩化アドレナリン

　　60 点以上の得点者を選抜し、第 2 日目の試験を行った。東京
における受験者 385 名中、80 名であった。

　　第 2 日目（口頭試問）内科学、薬理学を除く各科目。問題例。

　　解剖学　心臓の位置及び構造、胸郭を構成する骨の名称

　　　　　　三叉神経について、胃の位置及び構造

　　　　　　外頸動脈の枝別

　　生理学　膵液の性状及び作用、腸の運動、内分泌に就て、

　　　　　　血液の性状について、血液型について、腎臓の機能

病理学　退行性病変について、炎症について、貧血の原因及び
　　　　結果、壊死について、腫瘍について、創傷の治癒機転、
　　　　水腫

　以上の基礎医学の外、小児科学、外科学、産婦人科学、皮膚
科学、眼科学の各科目につき1人12題の口頭試問を実施。

第3日目（人物考査および身体検査）

　第1日目、第2日目の平均60点以上は東京では30数名いた
が、人物考査にて19名採用とされた。

［受験者、合格者数］

　受験者は応募者の中から書類審査の上決定された。第1回の状
況は以下のようであった。

試験地	受験者数	合格者数
東京	385	19
仙台	170	7
札幌	183	6
大阪	205	9
福岡	177	7
計	1,120	48

　東京に引続いて仙台、札幌、大阪、福岡で同様の試験が実地され、
第2回から第6回まで同様の方法で実地された。各回の応募者は
600～1,000名、20名～40数名が採用された。

　満州国において所定の講習の上、開拓地医師としての限地医師免許証
が交付され、各地に赴任した。

(2) 開拓医学生（依託生）による補充

　医学校の在学生中から満州国民生部開拓医依託生として採用、卒後、

表Ⅱ-4　満州国民生部依託医学生名簿（昭和 16 年 1 月、民生部人事科）

東京帝大医学部	4 年	戸部龍夫、黒山常正
	3 年	武田貞治、三浦不二、高田潤蔵
京都帝大医学部	3 年	小田原　健
九州帝大医学部	4 年	内田揚一、北山重富、村田壽太郎、毛利壽夫、永松龍夫、芳野清治
	3 年	光武源太郎、大島好四郎
	2 年	田丸貞偉
附属臨時医専	4 年	松尾嘉實、花田義則
東北帝大医学部	4 年	山田　明、篠原近知
	2 年	岩淵七郎、長崎俊夫
附属臨時医専	2 年	吉田順一
北海道帝大医学部	3 年	藤島　章
	2 年	山崎　實、脇坂　洋
名古屋帝大医学部	3 年	原田義隆
	2 年	藤田元典
附属臨時医専	4 年	本簡彌男、伊藤好男、青木正敏、中村満理雄
	2 年	平岩　甫、有海秀夫
大阪帝大医学部	3 年	染矢孝之
京城帝大医学部	4 年	朴　潤徳
	3 年	白川　充
	2 年	多久島俊行
千葉医大	2 年	桑田次男
附属臨時医専	4 年	矢野敏愿
金澤医大	4 年	笘島正壽、呉　忠雄
	3 年	黄　敬三
新潟医大	4 年	黒木尚義
	2 年	澤田又一
附属臨時医専	4 年	佐藤啓治
	3 年	諸橋　順
熊本医大	4 年	石田謙一、藤野正太郎、中村壬一
慶応大医学部	4 年	原田達雄、和田敏夫
	3 年	山田浩一郎、來島伊三郎、石田公俊
	2 年	佐々木啓和
慈恵医大	4 年	井手佐武郎、足立良一、中谷盛明

	3年	中澤秀夫、山之内 力、奥村泰造、小黒忠郎
	2年	高橋義邦、中目不三男
満州医大	4年	宮下　勲、青木　繁、矢吹三儀、福島庸逸、富樫一郎
	2年	波多　治、鄒 元植、正橋武文
専門部	4年	關　柱芳
日本医大	4年	久野　毅、大橋博喜
	2年	川上弘大
東京医専	4年	西川　正
	3年	伊澤彦次郎
大阪高等医専	5年	勝　安、山崎示羊二
京城医専	4年	小田玄明
九州医専	4年	松本千秋、田村貞治
昭和医専	4年	軽部茂則、岩崎勝人、高野　良
	3年	三澤良博
	2年	太田舜二
岩手医専	3年	岡田義武
新京医大	4年	田中拓雄、千里　俊、中村時彦、中村静可、岩崎旺太郎、牛山昌三、太田義英、高村　憲、
		池田満州男、千家正則、原　小一、早藤雅夫、掘見三郎、前田正則、児玉友雄、佐藤博太、
		山本熊太郎、申　仁珠、佐々木茂樹、廣田　豊
	3年	金　泰益、池田時也、春山　政、浦郷高雄、平林三之助、津田健夫、内藤武男、松生勝美、
		菊地　博、高橋秀雄、田中芳雄、千葉策郎、都甲芳秀、董　延葭、芝木勝正、宋　瑜燮、
		伊藤常秋、上杉正見、二階堂六三郎、金田英夫、宋　培藻
	2年	山谷橘雄、王 徳寛
哈爾浜医大	4年	望月克己、牧野信一、藤崎米蔵、吉田勝人、畑中規為馳、東　友治、宮木　土、今別府眞市、
		野崎　尚、文 鐘煥、鮮 子載、横山晴光、貞永一彦
	3年	中野守一、桑原　明、白井四郎、朱 永川、橋本八洲男
	2年	松久保一男、今村匡平

開拓地の派遣する計画で、第 1 回採用は、昭和 15 年 7 月に行い、敗戦時まで相当数の学生を採用した。

開拓医学生には、月額、医学部・医大学生には50円（物価換算：29万円）、医専生徒には40円（物価換算：19万円）が支給された。

昭和16年1月現在、150名が採用されていた（表Ⅱ-4）。新京医大43名、哈爾浜医大20名、計63名は、民生部依託学生としての入学者であるが、他の87名は一般応募者である。給与の高さも事由の一つであったかも知れないが、満州という新天地に魅力を求める若い医学徒も少なくはなかったと思われる数字である。なお、正確な数値ではないが、150名中少なくとも11名は日系以外の学生であることも注目される。

しかし、実際には、昭和19年9月に55名が卒業したが、21名は応召、他は母国の医局に入局・研修中に敗戦となり、開拓医の補充とはならずに終わった。

（3）開拓医養成の医学校

開拓医養成の医学校については、「Ⅲ．満州の医学校」において詳述するが、佳木斯医科大学、開拓医学院3校が、昭和15年に開設された。

1）満州国立佳木斯医科大学

日本の中等学校卒業程度以上の学力を有する者の中から試験採用の上、4年制の課程を終え、卒業した内地人は、概ね同時に保健団職員に採用され、開拓団診療所に配置されることになっていた。約80名の第1回卒業生を得たが、卒業生は、卒業と同時に軍務に従事を要請され、開拓地医師確保の大きな手段とはならなかった。

2）満州国立開拓医学院

ある程度の医療技術の経験のある者の中から選抜採用の上、2年制の課程を終え卒業した内地人は、同時に保健団職員に採用の上、開拓地診療所に配置された。医学院は、斉斉哈爾、哈爾浜（18年北安に移転）、龍井に開設され、毎年各開拓医学院の卒業生は約40～50名で、20年

まで4回の卒業生を得た。学院生は、概して高年齢層が多く軍務を終えていた者も少なくはなかったので、当時の情勢では、開拓地医師の大きな補充源であった。

　当時、開拓医確保に奔走したのは、昭和14年拓務省技師に就職、続いて大東亜省技師として敗戦の20年8月まで勤務した宇留野勝弥博士[*3]、また、18年6月開拓保健団の設立に伴い常務理事に就任された平山一男氏[*4]であった。

　*1　拓務省：11頁参照。
　*2　大東亜省：昭和17年11月に設置された。目的は大東亜共栄圏諸国を、他の外国とは別扱いにして、外務省の管轄から分離させることにより、日本の対アジア・太平洋地域政策の中心機関とする構想で、内部部局として、総務局、満州事務局、支那事務局、南方事務局、交易局が設けられた。敗戦後の20年8月26日廃止され、外務省に吸収された。
　*3　宇留野勝弥（うるの・かつや）山形県出身。明治27年生。大正10年7月東京帝大卒。小児科入局（弘田長教授、栗山重信教授）、15年11月県立広島病院小児科部長、昭和6年9月山形市立済生館小児科医長、14年11月拓務省技師、17年11月大東亜省満州事務局技師、20年8月大東亜省廃止、21年4月日本医療団山形病院長、22年6月日本医療団解散・退任、山形県上山町にて小児科開業。昭和53年没（享年83歳）。拓務省、大東亜省在任中、満州開拓民の保健医療の責任者を務めた。戦後は日本の医師免許を有しない多数の開拓医の救済に奔走。開拓医の同門誌「黄塵」1号～5号（昭和33年～37年）、別冊（37年）、蘭香（表題変更）第1号～4号（38年～41年）、通巻第10号～14号（42年～46号）を編集発行した。また、地域の学童保健に貢献した。昭和35年保健文化賞（乳幼児、児童の保健衛生に貢献）、40年日本医師会最高優功賞（開業医優秀研究者）を受賞している。［著書・論文］『開拓地の保健衛生心得』（満州開拓叢書：昭17）、『開拓地の保健状況』（満州開拓叢書：昭

17）、『満州の地方病と伝染病』（昭 18）、『開拓地衛生読本』（満州
開拓叢書：昭 19）、「満州開拓地の母子に関する調査」（昭 19）、「学
童のツベルクリン反応の記録」1、2（昭 35、37）、「勝沼先生の家系」
（昭 41）、「遠山椿吉」（昭 43）、「満州開拓医の誕生」（昭 53）。［編著］
『三代の旅日記　誠安・藤吉・勝弘』（昭 43）。

＊4　　平山一男（ひらやま・かずお）香川県出身。明治 25 年生。陸軍経
理部将校、陸軍糧秣本廠勤務、昭和 10 年 1 月満州国国務院総務庁
官房会計課長、斉斉哈爾営林局長、牡丹江市長、18 年 6 月満州国
開拓保健団（新京）常務理事、敗戦後、8 月 29 日、突然、厚生部
庁舎はソ連軍に撤収され、書類持出しもできず、21 年 8 月帰国。
外務省嘱託、開拓援護会嘱託として、宇留野勝弥博士とともに、
開拓医の日本医師免許取得のために奔走、また、満州国の日本人
職員の在満中恩給通算の実現に尽力した。50 年 6 月 7 日京王帝都
電鉄幡ヶ谷駅にて特急電車の風圧を浴び事故死（83 歳）。

［参考資料］
　宇留野勝弥：『満州国開拓医興亡記』日本医事新報（2806）：93、昭 53
　神谷昭典：『満蒙開拓青少年義勇軍の医療衛生』15 年戦争と日本の医学、
医療研究会会誌 11（1）：21、平 22

4．開拓地における医師と開拓民

　開拓地における開拓民の健康保持には、医師と開拓民の充分な意志疎
通が前提となることであるが、この点について、開拓当初から少なから
ざる問題点が指摘されてきた。『満州開拓地調査報告』（拓務省：昭和 17
年）＊において、「開拓地との医師との感情的疎隔と開拓医の性格」と題
して、以下のような率直な記載が行われている。

　①現任開拓地の医師の開拓事業に対する了解乏しく、医師の従来の観
念を充分に棄てきれぬところに問題がある。

　②医師の資格の問題：現任医師の中には正規の医学校教育を受けたも
のと限地開業医がある。限地開業医の中には正規の医学教育を全然受け

ていない者もあり、あるいは、医学校教育を中絶するに至った者もある。原因はさまざまで有るが、医師としての自信と自覚に乏しいように感ぜられる。

③このような医師に対しては、開拓団員の信頼と尊敬の念が乏しい。

④開拓地においては医師以外の看護員、助手が存在する。彼らは団員の生活に深く接しているものが多く、団員と非常に親密である。このような事情は医師の実力が批判される有力な根拠となっていると推察される。

⑤開拓地の医師は道徳観に欠けるところがあるようで、また、保健衛生学的方面より開拓事業に関与しようとする熱意に乏しい。

⑥団員は不安と神経過敏になっている。北満における気候風土の急激な変化、先住者との関係、非文化的原始的環境の中において、団員は先ず生活自体の樹立を真剣に考慮しなければならず、一方病魔に対する不安のため、非常に神経過敏になり、常に医療施設に対して批判的になり不安をいだいている。

⑦普通の開拓団には人生の経験者である老人がほとんどいないことが、生活指導上の欠陥と考えられる。例えば、初めて結婚生活に入った若い男女には妊娠、分娩、育児などについての生理衛生学的知識と経験に乏しい。この事実だけでも相当大きな問題である。この状況は、分村移民団たる大日向村（老人あり）と分村ではない安拝開拓団（老人なし）との間に明確な差異があったことによって示されている。

⑧団員が医師に対して求めるところは、医術上の完璧を期することは勿論であるが、一人の医師が各科にわたっての知識を完備することは団員の了解しているところであるが、技術よりも熱意を有する医師を求めている

⑨開拓地が求める医師は、ただ単に俸給生活者ないし営利主義的医師でないことを先決条件としている。

⑩このような実情から、団員と医師との感情問題は、医師、団員相互

の精神問題に重点をおくべきであると考えられる。その意味では、拓務省から各医育機関に委託育成されている開拓医学生はきわめて賢明な方策であると判断される。そして、開拓医学生に求めるものは精神的訓練と医学の各科全般にわたった知識と実地訓練が不可欠の条件である。同時に、開拓医に対しては所属開拓地に定住し、その土地に愛着を持たしめることが肝要である。この見地からは、開拓医には一定の土地を与えることが有効な手段と考えられる。現在、県立病院の拡充が考慮されているが、さらに将来は、数個の開拓団または付近の満人部落なども包含し、充実した医療機関としての綜合病院の設立の必要がある。

＊　栗原　操：「昭和 15 年度冬季満州における開拓医学生指導者として報告」『満州開拓地衛生調査報告』141 〜 146 頁、拓務省拓北局、昭 17

満州国の医療充実・開拓地の医師確保のための医師養成

満州国の建国（昭和7〈1932〉年3月）当時、満州では漢医が医師の大部分を占め、近代医学を修めた医師（西医）の数は少なく、都市に偏在していた。

昭和10年の調査では、西医2,497（人口1万対0.8）、漢医10,317（3.3）と漢医が圧倒的であり、両者を合わせても医師数は人口1万対4.1で、日本内地7.5の約半分であった。このような状況から、満州国は医師法、漢医法制定（11年11月）によって、建国以前から医業に従事していた医師、漢医はそのまま医師として認めることとしたが、医療機関の整備・充実とともに、医師の養成・確保は満州国の衛生行政上の緊急課題であった。加えて、日本から満州への多数の開拓民の医療確保のために医師の育成は大きな課題であった。

1．満州国の医学校

満州国の建国当時、満州医科大学（南満州鉄道社立、明治44〈1911〉年奉天に南満医学堂として開設、大正11〈1922〉年大学昇格）、奉天医学専門学校（明治45年スコットランドの伝道医クリスティーが開設）の外国系医学校以外は、吉林国立医院附属医学校（昭和2〈1927〉年開設）、哈爾浜医科専門学校（昭和3年開設）のみであり、建国以後、急速に医育機関の整備が行われた（図Ⅲ）。

満州の医学校は、当然のこととして、日本の開拓医養成の医学校以外は、本来、満州人のための医育機関であったが、現実には日系学生が増加した医学校も少なくなかった。特に太平洋戦争勃発前後からは徴兵逃れのために内地から学生が殺到する事態も生じた。このため、日系学生

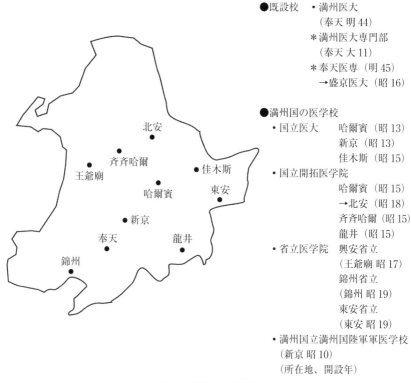

●既設校　・満州医大
　　　　　　（奉天 明 44）
　　　　　＊満州医大専門部
　　　　　　（奉天 大 11）
　　　　　＊奉天医専（明 45）
　　　　　　→盛京医大（昭 16）

●満州国の医学校
　・国立医大　哈爾賓（昭 13）
　　　　　　　新京（昭 13）
　　　　　　　佳木斯（昭 15）
　・国立開拓医学院
　　　　　　　哈爾賓（昭 15）
　　　　　　　→北安（昭 18）
　　　　　　　斉斉哈爾（昭 15）
　　　　　　　龍井（昭 15）
　・省立医学院　興安省立
　　　　　　　（王爺廟 昭 17）
　　　　　　　錦州省立
　　　　　　　（錦州 昭 19）
　　　　　　　東安省立
　　　　　　　（東安 昭 19）
　・満州国立満州国陸軍軍医学校
　　（新京 昭 10）
　　（所在地、開設年）

図Ⅲ　満州の医学校

　にとっては、満州国の医師免許（医師認許證）だけでなく、内地の医師免許証が取得できるか否かが大問題となっていた。

　　ここでは満州国の医学校の概略について述べ、開拓医養成のための医学校については後項において記載する。

【日本の医師免許が与えられていた医学校】

・満州医科大学（予科 3 年、本科 4 年）：大正 11 年開学以来、昭和 20 年 8 月の日本敗戦により八路軍、ソ連軍によって中長鉄路医科大学と改称されるまでの卒業生は 1,164 名、南満医学堂・満州医大・専門部の卒業生は約 2,600 名、内、中国人は約 1,000 名と算定されている。

【開設後、日本の医師免許が与えられるようになった医学校】

• 国立新京医科大学（修業年限 4 年：昭和 13 年 5 月開学、前身は吉林国立医院附属医学校）：開学時、原則、満系学生のみ 100 名を募集したが、14 年度より、日系学生（内地、朝鮮、台湾）も募集するようになり、さらに、14 年度、15 年度の 2 年間は民生部依託医学生募集を行った（表Ⅲ-1）。

　（A）満系学生募集人員約 80 名、応募者数 554 名、入学許可者数 80 名、（B）日系学生（内地、朝鮮、台湾）募集人員 20 名、応募者数 95 名、入学許可者数 25、（C）民生部依託学生　募集人員　2 年編入生 15 名、3 年編入生 10 名、4 年編入生 5 名、応募者数 45 名、入学者数 18 名（2 年 15 名、3 年 2 名、4 年 1 名）の状況であった。

　昭和 14 年の学生数をみると、年々、日系学生が増加している状況が示されている。

　当初、日系学生卒業生は、満州国医師認許證を下付されたが、日本国内においては開業の資格はないとされていたが、徴兵猶予の特典は与えられていたので、日本の徴兵逃れのため志願する学生があった。

• 国立哈爾浜医科大学（修業年限 4 年：昭和 13 年 1 月開学、前身は哈爾浜医科専門学校）：学生の募集要綱、学生の状況は、民生部依託学生を含めて、新京医大と同様であった。

• 国立佳木斯医科大学（修業年限 4 年：昭和 15 年 6 月開学）：新京医大、哈爾浜医大とは異なり、日本の開拓医養成のための医大で、卒業生には、満州国医師認許證が与えられ、開拓地医療従事の義務年限が定められていた。

　国立新京医科大学、国立哈爾浜医科大学、国立佳木斯医科大学ともに、昭和 19 年 2 月に至って日本の医師免許状下付が決定された。理由としては、当時、日系学生の多くは、日本の軍医として召集されていたので、日本の医師免許が必要であったためであろう。

表Ⅲ-1　新京医科大の現況（康徳6年／昭14年）

一、學校程度：修業年限四ヶ年の日本國醫學専門學校程度

二、現在學生數：

學年	一年	二年	三年	四年	計
滿人	49	67	66	52	234
日人	25	15	2	1	43
計	74	82	68	53	277

三、教員數：醫博13人、醫學士4人、其他3人、計20人

四、學費：1 授業料年額60圓（二期分納）、2 校友會費年額5圓（二期分納）、同入會費2圓、3 旅行積立金若干、4 寄宿舍費＝滿人月額12、3圓位、日人月額20圓位、新築校舍に移轉の上は全學生寄宿舍に收容の豫定にして新築校舍は本年度より連續二ヶ年計算にて建設中なり。5 服、參考書代若干（教科書使用せず）、6 實習費は現在不要

五、本年度入學試驗狀況＝從來滿系學生のみを募集せしも康徳6年（昭和14年）度より日系（内地、朝鮮、臺灣人）學生を募集せり。尚康徳6年度及同7年度二ヶ年間民生部依託醫學生（日本内地人に限る）募集を行ふことゝなれり。左に本年度入學生募集要項を摘記すべし。

（A）滿系學生（一年生）

1、募集人員　約八十名

2、應募資格　國民高等學校卒業竝に之と同等資格を有する者

3、試驗科目　日語、物理、國文、數學、化學、動植物、口試、身體檢査

4、試驗期日　康德五年十一月四日より同七日迄四日間

5、願書締切　康德五年十月二十日

6、試驗地　新京、哈爾濱、奉天、吉林

7、參考　應募者數　五百五十四名、入學許可數　八十名

（B）日系學生（一年生）

1、募集人員　二十名

2、應募資格　中學四年修了、中學卒業竝に之と同等の資格を有する者

3、試驗科目　國語（日文、解釋作文）、英語（英文日譯、日文英譯）、數學（代數、平面幾何）、口頭試驗、身體檢査

4、試驗期日　康德六年三月三十一日より四月二日迄三日間

5、願書締切　康德六年三月二十日

6、試驗地　新京（本學）

7、參考　應募者數　九十五名、入學許可數　二十五名

（C）民生部依託學生（二、三、四年生）

1、募集人員　二年編入生　十五名、三年編入生　十名、四年編入生　五名

2、應募資格　二年―中學卒業竝に之と同等の資格を有する者、醫學專門學校
或は醫科大學一年修了者
　　　　　　　三年―醫學專門學校或は醫科大學二年修了者、滿州國醫師考試
第一部合格者
　　　　　　　四年―醫學專門學校或は醫科大學三年修了者、滿州國醫師考試
第二部合格者
右各項身元確實身體健全なる滿三十五歲以下の日本内地人に限る

3、試驗科目　二年―解剖學、生理學
　　　　　　　三年―病理學、藥物學、診斷學、外科總論
　　　　　　　四年―内科學、各科各論、眼科學、產婦人科學、口頭試問、身
體檢查

4、試驗期日　康德六年三月二十五日より同二十七日迄三日間

5、願書締切　康德六年二月十五日

6、試驗地　新京（本學）

7、參考　應募者數　四十五名、入學者數　十八名（二年十五名、三年二名、
四年一名）
尚此の民生部依託學生は本人の希望に依り自費又は貸費生とし貸費生は月
額五十圓を滿州帝國教育會より貸與せらる。
依託學生の義務年限は自費生は卒業後二ヶ年間、貸費生は二ヶ年に貸費を
受けたる期間の二分の一に相當する期間を加へたるものとす。

六、備考

1、日系學生卒業者は滿州國醫師認可證を下附せられ、滿州國内に於ては開業
若くは官吏として採用せらるる資格を有するも日本國内に於ては開業の資格
なし

2、日本國徵兵猶豫の特典は最近附與せられたり。

（新京醫科大學：日本醫事新報875號、昭14.6.17）

【日本の医師免許は与えられなかった医学校】

• 盛京医科大学（昭和16年12月、奉天医学専門学校を改称）：中国人医師養成が目的の医学校であった。

• 満州国立開拓医学院：日本の開拓地の医師速成を目的に開設された修学年限2年の医学校で、15年6月斉斉哈爾、哈爾浜、龍井に開設され、哈爾浜は、18年10月北安に移転した。卒業生には満州国医師認許證が

与えられた。

- 興安省立医学院（昭和 17 年開設）、錦州省立光州医学院・東安省立医学院（19 年開設）：蒙古地方に開設された医学校。
- 国立佳木斯医科大学、開拓医学院の詳細については次項に記載する。
- 満州国立満州国軍医学校（昭和 7 年開設の軍医養成処、9 年 2 月陸軍軍医養成処と改称、10 年 2 月満州国軍医学校と改称）：満系学生のみであったが、13 年 11 月初めて日系学生を募集している。ソ連軍の満州侵入により、20 年 8 月 20 日、満州国軍は消滅、8 月 15 日満州国立満州国軍医学校は解散した。戦後、軍医学校の卒業生、在学生の日本医師免許取得が問題となったが、厚生省は、「昭和 17 年入学者までは、医師免許が交付され、18 年以降入学者は転入学の処置をとる」との対応を行った。

［参考資料］

『外地の医学校』（泉　孝英：メディカルレビュー社、平 21）

『戦争・731 と大学・医科大学』（15 年戦争と日本の医学医療研究会編：文理閣、平 28）

『満州医科大学四十周年記念誌』（輔仁同窓会編：昭 27）

『満州医科大学史—柳絮地に舞ふ—』昭 53

新京医科大学圭泉会会誌『圭泉』創刊号（昭和 16 年）〜 8 号（最終号、平成 8 年）

『哈爾賓醫史』（成田幾治、昭 17）

『哈爾賓医科大学と私　我が青春の学び舎』（ハルピン医科大学同窓会、平 9）

「満州国立哈爾浜医科大学史」（神谷昭典：『医学史研究』 89 号、平 19）

『満州国陸軍軍医学校　五族の軍医団』（白楊会、昭 55）

2．開拓医養成の医学校

(1) 国立佳木斯医科大学

修業年限 4 年。昭和 15 年 6 月開学、佳木斯は哈爾浜の北東、アムー

ル川、ウスリー川、松花江が合流する三江平原にある三江省（現：黒竜
江省）の省都、東満州一帯の農産物集積地。最初の試験武装移民団（昭
和8年）が佳木斯南方の広大な沃野に入植し、「弥栄村」を開設した地
域である。最高気温25度を超える日が3カ月以上、最低気温が－20度
を下回る日も3カ月以上続く、寒暖の差が激しい気候の土地である。

　新京医大、哈爾浜医大とは異なり、日本人学生のための医学校であっ
たので内地各地（東京、京都、福岡）で入学試験を実施した、志願案内

表Ⅲ-2　満洲国立佳木斯医科大学日系志願者案内（昭和15年）

一、本学は東亜建設ノ大業ヲ翼賛スルヲ任務トス。随ッテ開拓団ニ最必要ナル
　　医師及衛生指導官養成ノ為、之ニ要スル学術学科ヲ習得セシムルト共ニ、高
　　邁ナル品性ヲ陶冶シ、堅確ナル精神ヲ涵養シ卒業後大陸ニ於テ的確ニ各自
　　ノ職責ヲ遂行セシムルヲ目的トス

二、本学々生ハ学則第一条ノ主旨ニ従ヒ卒業後一定年間国家ノ命ニヨリ開拓地
　　ノ医師又ハ其ノ他ノ職務ニ服スル覚悟ヲ要ス

三、本学々生ハ総テ修業年間本学附属寄宿舎ニ入舎セシメ、通学ヲ許サズ。又
　　本学ヨリ指定セル休学及ビ特別ノ理由アルトキノ外帰郷又ハ外泊ヲ許サズ

四、本学々生ハ全員月額四十円ノ貸費ヲ受ケ、之ニヨリ寄宿舎費、食費、制服
　　制帽、学用文具、教科書等ノ学費ニ充ツ。其ノ他ノ雑費ハ本人ノ自弁トス
　　（現在月額約十円以内ニテ充足シ得）

五、徴兵猶予ノ恩典アリ

六、現在本学職員左ノ如シ、（本大学ハ昭和十五年開校セラレ目下第一学年生
　　教育中ナルヲ以テ来年度ヨリ基礎他学科及臨床諸学科教授任命セラレ＞予
　　定ナリ）
　　○学長　　陸軍医中将・医学博士医学士　寺師義信
　　○教務主任　京都帝国大学教授・医学博士医学士　正路倫之助（機能学講
　　　　　　座）
　　○学監　陸軍大佐　西村貞正
　　　教授　陸軍軍医中佐・医学博士医学士　西郡彦嗣（小児科学）
　　○教授　医学博士医学士　堀井五十雄（形態学講座）
　　　教授　医学博士医学士　岩田　茂（病理学）
　　○教授　医学士　正木正明（機能学講座）
　　　教授　陸軍軍医中佐　田島　寛（診断学）
　　○教授　医学士　松本兵三（機能学講座）
　　　助教授　医学士　盧士謙（伝染病学講座）

　　○助教授　医学士（大阪）　宮本　潔（形態学講座）
　　○助教授　陳継英（満洲語講座）
　　○助教授　木下有実（形態学講座）
　　○舎監　陸軍中尉　田中治一郎（訓育）
　　○舎監　蛭田正夫（訓育）
　　○舎監　陸軍准尉　岩重
　　○配属将校　陸軍上尉　柳田盛人（教練）
註　○：就任者、他は就任予定者

［入学志願者への通知］
　貴君ハ今般国立佳木斯医科大学ニ入学ヲ志願セラレマシタニ就テ、入学者詮衡ニ先ダチ念ノ為本学ノ使命ニ関シテ左ニ説明シマス。
　本学ハ其ノ日系学生ニ関シテハ主トシテ満洲国内日人開拓地ニ定住スル医師ヲ養成スル目的ヲ以テ設立セラレタルモノデアリマス。
　故ニ本学入学者ハ志望ニ依リ学資貸与ニヨリテ寄宿舎費其他一切ノ学費ヲ支給セラレ卒業後一定期間ハ民生部大臣ノ命ズルトコロニ依リ開拓地又ハ其ノ他ノ地ニ於テ医師トシテ勤務スル義務ガアリマス。尚該期間内ハ国家ニ於テ適当ナル方法ニヨリ生計ヲ保証スル制度ガ確立サルベキ見込ミデアリマス。斯クテ本学ノ入学者ハ卒業ト共ニ満洲国医師免許状ガ与ヘラレマスガ卒業後直ニ自己ノ選択スル土地ニ於テ自由ニ医師ヲ開業スルコトハ許サレナイモノト承知シ、主トシテ開拓地ノ医師トシテ日満両国ヲ通ズル重要国策タル開拓ノ先駆者トシテ邦家ノ為ニ献身奉行スルノ確固タル決意ヲ持シテ入学スルコトヲ要シマス。
　以上本学設立ノ精神ニ鑑ミテ、貴君ノ父兄並ニ貴君自身ノ覚悟ヲ自筆（ペン又ハ毛筆使用）ニテ簡単ニ認メ、本年四月末日迄ニ本処ニ到着スル様ニ御送付下サイ。
　本処ハソレヲ参照シテ入学者ヲ詮衡ノ上、許否ヲ回答シマス。
　但シ本学ノ開校ハ六月一日ノ予定デアリマス。
尚入学後本学ニ於テ成業ノ見込ミナシト認メタル者、又ハ本学精神ニ反スト認メタル者ハ退学ヲ命ズルト同時ニ既ニ貸与セシ学資ヲ返済セシムルコトヲ承知置キ下サイ。
　　康徳七年　三月　　日

　　　　　　　　　　　　　　新京特別市民生部内
　　　　　　　　　　　　　　国立佳木斯医科大学設立寿備処

を表Ⅲ-2に示した。

　昭和15年6月第1期入学式を挙行した。学長には、陸軍軍医出身で、

14年12月陸軍軍医学校長（軍医総監）を退き、予備役に編入されていた航空医学の開拓者、寺師義信が15年4月に就任、18年2月に附属病院が開院した。教授陣の多くは京都帝大卒業生で充当された。

　毎月40円（物価換算：23万2,000円）が貸与された。学費がなくても、医学を学び、医師になれることは大きな魅力であった。しかし、日系学生は寄宿舎に入居、卒業後は一定期間（2〜4年）、一定の職場（主として開拓地医師）に服務することが義務づけられていた。

[学長・教授：日系]
[学長]
• 寺師義信　鹿児島出身。明治15年生。43年京都帝大京都医大卒（陸軍依託学生）、大正2年3月気球隊附、4年12月航空大隊附、伊出張（7年〜9年：航空衛生・生理研究）、10年2月陸軍航空学校附兼研究部員、14年1月医博（航空の生理衛生学的研究）、昭和7年8月第3師団軍医部長、9年3月第1師団軍医部長、11年8月陸軍航空学校長、12月軍医総監、14年12月予備役編入。退役後、15年4月佳木斯医大学長（〜20年8月）、21年7月帰国。埼玉県武蔵町にて開業。39年逝去（81歳）。

[解剖学（形態学）]
• 堀井五十雄　京都出身。明治37年生。昭和4年京都帝大卒。8年6月医博、12月助教授、15年6月佳木斯医大教授、17年1月京都帝大助教授、22年6月教授、医学部長を経て43年3月停年退官。平成5年逝去（88歳）。
• 藤原正明　大阪出身。明治41年生。昭和9年京都帝大卒。17年4月佳木斯医大教授、19年2月医博、6月岐阜県立女子医専教授、戦後、20年12月大阪市南区にて開業（産婦人科）、57年逝去（79歳）。
• 宮本　潔　大阪出身。大正3年11月生。昭和12年大邱医専卒。佳木斯医大教授、21年4月医博（京都帝大）、大阪市東区にて開業（内科）。

58

[生理学（機能学）]

- 正路倫之助　大阪出身。明治19年10月生。44年東京帝大卒。大正4年6月京都帝大助教授、欧米留学（7年4月〜10年4月）、9年12月医博（京都帝大）、10年7月教授、15年6月兼佳木斯医大教授・主事（〜20年8月）、21年4月停年退官。退官後、兵庫県立医専教授、兵庫県立医大教授、学長、37年逝去（75歳）。
- 正木正明　昭和15年6月佳木斯医大教授、逝去（戦死）。
- 藤本富太郎　大阪出身。昭和11年大阪高等医専卒、17年11月医博（京都帝大）。

[生化学]

- 松本兵三　大分出身。大正元年生。昭和13年満州医大卒。15年6月佳木斯医大教授、大連にて開業、19年3月医博、戦後、22年10月大分県国東町にて開業（内科・小児科・外科）、平成14年逝去（89歳）。

[細菌学]

- 岩田　茂　静岡出身。昭和10年満州医大卒。15年11月医博。16年4月佳木斯医大教授、戦後、阪大微生物研究所附属ワクチン研究所長。

[病理学]

- 沖田昌雪　広島出身。明治39年1月15日生。昭和8年熊本医大卒。14年12月京都帝大助教授、15年3月医博（京都帝大）、16年10月佳木斯医大教授、19年兵庫県立医専教授、27年広島市松川町にて開業（内科）。

[病理学・法医学]

- 長沢太郎　富山出身。明治45年生。昭和12年金沢医大卒。19年5月医博、助教授、19年7月佳木斯医大教授、戦後、日本鋼管富山病院、22年8月富山市にて開業（内科）、平成8年逝去（73歳）。

[薬理学]

- 中澤与四郎　石川出身。明治41年5月生。昭和7年京都帝大卒。

12 年 8 月助教授、13 年 12 月医博、16 年 5 月兼佳木斯医大教授、戦後、21 年 3 月長崎医大教授、長崎大教授、医学部長、49 年定年退官、56 年逝去（72 歳）。

● 横沢　幸　長野県出身。明治 42 年生。昭和 7 年京都帝大卒、第 3 内科入局、15 年 2 月薬理学入室、16 年 4 月付属講師、18 年 7 月佳木斯医大教授、戦後、21 年松本市丸の内病院勤務、平成 8 年 2 月逝去（85 歳）。

[衛生学]

● 福田守太　岡山出身。昭和 8 年京都帝大卒。16 年 11 月新京医大教授、17 年 4 月兼佳木斯医大教授、17 年 6 月医博。戦後、大阪赤十字病院医長。

[内科]

● 島崎祐三　神奈川出身。昭 4 年慶大卒、16 年 9 月佳木斯医大教授、17 年 4 月医博（満州医大）、戦後、鹿児島県衛生部長、平成元年 5 月逝去。

● 閑蔵雄吉　大阪出身。明治 38 年生。昭和 4 年京都帝大卒。帯広・島田病院医長、11 年 12 月医博、12 年国立黒河病院長、18 年 11 月佳木斯医大教授　兼附属医院長、戦後、中共に抑留され、哈爾浜医大教授、28 年帰国。大阪府枚岡市立病院長、新潟県立中央病院長、61 年逝去（81 歳）。

● 丹波徳治　鳥取出身。昭和 15 年京都帝大卒。佳木斯医大教授、戦後、23 年 10 月赤穂町立病院長、25 年 5 月医博。34 年 10 月在職中逝去。

● 衛藤豊典　大阪出身。大正 4 年生。昭和 16 年京都府立医大卒。佳木斯医大教授、戦後、26 年奈良県生駒市にて開業（父業継承）、59 年 5 月逝去（68 歳）。

[外科]

● 峯　勝　京都出身。明治 36 年生、昭和 5 年京都府立医大卒。講師、16 年 5 月医博、8 月佳木斯医大教授、戦後、講師復帰、29 年 9 月教授、

42 年 3 月定年退職。平成 2 年逝去（86 歳）。

• 松永　栄　愛媛出身。昭和 12 年京都府立医大卒。17 年 4 月佳木斯医大教授、22 年 3 月医博。今治市にて開業。

[小児科]

• 西郡彦嗣　明治 37 年生。昭和 2 年京都帝大卒。7 年医博、15 年 6 月佳木斯医大教授、戦後、千葉県日向町にて開業。

• 三谷隼雄　高知出身。明治 45 年生。昭和 15 年京都帝大卒。19 年 12 月佳木斯医大教授、21 年 8 月帰国、9 月新大阪病院、24 年 9 月関西電力病院、39 年 4 月大阪・茨木市にて開業。平成 8 年 9 月逝去（83 歳）。

[産婦人科]

• 笹岡三郎　福井出身。明治 36 年生。昭和 6 年京都帝大卒。14 年 6 月医博、延吉医院、17 年 5 月佳木斯医大教授、龍井開拓医学院教授、戦後、福井日赤病院副院長、福井県金津町にて開業。

[眼科]

• 赤木五郎　岡山出身。明治 40 年生。昭和 10 年岡山医大卒。13 年 8 月医博、青森県立病院部長、15 年 12 月岡山市立病院部長、17 年 1 月岡山医大講師、18 年 5 月佳木斯医大教授、帰国後、広共済病院、広島県立医大教授、岡山医大教授、岡山大学教授、岡山大学長、川崎医大学長、平成 11 年逝去（90 歳）。

[皮膚科]

• 伊藤賀祐　愛媛出身。明治 44 年生。昭和 11 年京都帝大卒。12 年 8 月大阪高等女子医専講師、18 年 7 月医博、9 月助教授、19 年 2 月京都帝大講師、5 月佳木斯医大教授、戦後、大阪医大講師、助教授、岐阜県立大教授、岐阜県立医大教授、岐阜大教授、名古屋保健衛生大教授、平成 23 年逝去（99 歳）。

[耳鼻咽喉科]

• 會田勘二　福島出身。明治 43 年生。昭和 11 年京都帝大卒。17 年 5 月佳木斯医大教授、16 年 8 月医博。戦後、神戸逓信病院部長、26

年４月神戸市兵庫区にて開業、43年９月逝去（58歳）。

［歯科］

• 野田久雄　長野出身。昭和９年九州歯科医専卒。佳木斯医大教授、21年４月医博（満州医大）。

日系以外に、盧士　謙（内科学）、陳　継英（満州語）の２名の教授、また、木下有実（助教授：形態学）、秋貞泰輔（講師：細菌学）、田嶋　寛（講師：診断学）、三宅　儀（講師：内科学）、前田東作（講師：内科学）、平井金三郎（講師：小児科）などの教官方が教鞭を取った。

入学生は第１期（昭和15年）82名、第２期（16年）84名、第３期（17年）90名、第４期（18年）97名、第５期（19年）104名、第６期（20年）94名を数えたが、佳木斯で卒業式ができたのは、第１期生［18年11月、65名（日系58、朝鮮系3、中国系4名）、第２期生［19年11月、64名（日系61、朝鮮系3）までであった。

佳木斯医大は、開拓医養成のために開設された大学であったが、第１期生が繰り上げ卒業した昭和18年12月は、日米開戦の２年後、戦況は悪化、アッツ島玉砕後となっており、６名が開拓団診療所長として赴任した他は、卒後、直ちに軍務についた。満州で４名、比島で１名の戦死者が記録されている。第２期生（19年11月卒業）も60名中、52名は軍務についている。

昭和20年８月９日、ソ連進攻の報に、新京に避難することとしたが、軍の要請により、峯勝教授引率の先遣隊４回生10名、３回生10名は図佳線経由で牡丹江に到着、陸軍病院に入隊、邦人の救援に向かうこととなった。８月11日、一部教授と家族、第４学年の一部は牡丹江で先遣隊に合流、第５軍（関東軍第一方面軍に属し、司令部は東安省鶏寧県）の指揮下に入るべしとの命令を受けた。

学長以下、学生、看護婦、教授、職員その家族などの本隊は、空襲爆撃激しい牡丹江に向けての南下を諦め、８月12日綏化線経由で避難す

ることとし、14 日昼過ぎ綏化に到着、夜南下し、15 日夕刻哈爾浜到着。深夜、新京に向け出発、17 日、18 日に到着、軍人会館別館に集合、前後して先遣隊と合流した。20 年 8 月 25 日、新京・軍人会館別館にて第 3 回卒業式・閉学式を挙行した。

　在学生の動向については、「IV. 満洲開拓医の戦後」の項で記載する。

　［参考資料］
　　『佳木斯医科大学記念資料集』（満州国立佳木斯医科大学同窓会、昭 53）
　　萬里雲濤：『満州国立佳木斯医科大学』（満州国立佳木斯医科大学同窓会、昭 55）
　　『初雁の集い』（満州国立佳木斯医科大学第 1 期生、昭 58）
　　佳雁：『半世紀をこえて』：『追憶は万里へはばたく』（佳木斯医科大学同窓会、平 13）
　　『旧満州国立佳木斯医科大学　資料目録』（金井清志編、平 22）

(2) 満州国立開拓医学院

　開拓医学院官制は、昭和 15（1940）年 6 月 20 日の満洲帝国勅令第 174 号によって公布され、哈爾浜（北安）、斉斉哈爾、龍井に開設された（表Ⅲ-3）。20 年 2 月には予科の募集が行われた。予科は龍井に開設され 1 年の教育の後、斉斉哈爾、北安、龍井で教育を受ける体制になった。

• 満 40 歳以下の日本人：ある程度の医学教育、あるいは医学関連教育を受けたことが要件とされ、開拓医が相当数含まれていた。

• 授業料：徴収しない。

• 学費貸与：学費貸与の希望あるものは、月額 50 円（物価換算：29 万円）の学資を貸し出す。尚、在学期間を通じて貸与の適応を受け、将来有為の材たる資質のある者に対しては、院長の申請によりその償還義務の一部もしくは全部を免除することがある。

• 卒業後の義務：卒業生は満州国医師認許證を与えられ、3 ヵ年間政府の指定する開拓地の医師として就職すること。

表Ⅲ-3　滿洲開拓醫學院學生募集

　滿洲國では今回哈爾賓、齊々哈爾、龍井の三國立開拓醫學院に入學せしむべ
き日本人學生約百五十名を募集することになつた修業年限は二ヶ年で志願資格
は大學、醫專、齒科醫專二學年終了者、獸醫、朝鮮、滿洲國醫師試驗第二部合
格者、日本、滿洲、齒科學說、朝鮮同第一部合格者其の他で授業料無料學資貸
與の便あり、卒業後の義務年限は三ヶ年である。尙ほ試驗は現地は新京、內地
は東京福岡兩地で受驗出來る。

[滿洲帝國開拓醫學院生募集]
　　左記要項に依り開拓醫學院學生を募集す
　　康德七年一月
　　昭和十五年一月
　　新京特別市民部教育司專門教育科內
　　　　哈爾賓開拓醫學院
　　　　齊齊哈爾開拓醫學院　設立籌備處
　　　　龍井開拓醫學院
一、目的
　　開拓醫學院は滿洲國立にして鞏固なる國民精神を修練し醫學に關する高等
　　の理論及び實際を修得せしめ開拓地に活躍する醫師を養成するを目的とす
二、修業年限
　　二箇年
三、募集人員
　　約百五十名
　　內譯
　　1　哈爾賓開拓醫學院　約五十名
　　2　齊齊哈爾開拓醫學院　約四十名
　　3　龍井開拓醫學院　約六十名
四、志願資格
　　年齡滿四十歲以下の日本人にして左の各號の一に該當する男子とす
　　1　日本國大學令に依る醫學を專修する大學及び官立、公立若は文部大臣
　　　　の指定したる私立の醫學專門學校又は齒科醫學專門學校の各第二學年
　　　　修了者（本年三月末日迄に修了見込のものを含む以下同じ）
　　2　日本國大學令による獸醫學を專修する大學、大學實科及び官立公立若
　　　　は文部大臣の指定したる私立の獸醫學專門學校の卒業者
　　3　朝鮮總督府又は滿洲國に於ける醫師試驗第二部合格者
　　4　日本國齒科醫師試驗の學科試驗又は朝鮮齒科醫師試驗第一部、若は滿
　　　　洲國齒科醫師考試學科試驗に合格せる者
　　5　相當の學力を有し且醫學的知驗を有する者

五、志願手續

左記書類を整え康德七年二月二十五日迄に籌備處宛出願すべし

1　入學志願書（別表雛形參照の上各自調製す）（略）

2　履歷書

3　受驗資格を證明する書類

（イ）前項第一號乃至第二號該當者は在學せし學校長署名捺印の成績證明書

（ロ）前項第三號乃至第四號該當者は合格證明書の寫

（ハ）前項第五號該當者は學歷及び職歷を證する書類

4　身體檢查書（官公醫の作製に係るもの）

（注意）

(1) 受驗料は徵收せず

(2) 問合せは籌備處宛返信切手（日本切手は滿洲に於て通用せざるに依り日本にありては日滿返信用切手）四錢を封入すべし

六、選拔方法

志願者に對しては書類に付第一次詮衡を行ひたる上受驗票を交付す受驗票を交付せる者の中第四項第一號乃至第四號該當者には口頭試問を、同第五號該當者には筆記試驗及び口頭試問を行ひたる後入學者を決定す

七、詮衡期日

1　前記第四項第一號乃至第四號該當者に對する詮衡期日は左の如し

康德七年三月十五日、十六日、十七日、十八日

自午前九時至午後四時　口頭試問

2　前記第四項第五號該當者に對する詮衡期日は左の如し

康德七年三月十五日

自午前九時至午前十一時　解剖學

自午前十一時至午後一時　生理學

自午後二時至午後四時　醫化學

康德七年三月十六日

自午前九時至午前十一時　藥物學

自午前十一時至午後一時　病理學

自午後二時至午後四時　細菌學

康德七年三月十七日、十八日

自午前九時至午後四時　口頭試驗

八、試驗地

新京特別市、東京市、福岡市　場所は追つて受驗票の送付と同時に通知す

九、合格者發表

康德七年四月上旬滿洲帝國政府公報に掲載すると共に本人に通知す

十、參考事項

（1）入學期

　　康徳七年五月一日の見込
（2）授業料　徴収せず
（3）學資貸與
　　學資貸與の希望ある者に對しては月額五十圓以下の學資を貸與す尚ほ在
　　學期間を通じ右貸費の適用を受け將來有爲の材たる資質ある者に對して
　　は院長の申請に依り其の償還義務の一部若しくは全部を免除することあ
　　るべし
（4）卒業後の義務
　　卒業者は醫師の免許狀を與へられ三箇年間政府の指定する開拓地の醫師
　　として就職するを要す
　　學資貸與を受けたる者は前項の三箇年の他更に一箇年間政府の指定に從
　　ひ就職するを要す
（5）寄宿舎
　　原則として寄宿舎に入舍せしむ
（6）學生一箇年の費用概算
　　寄宿舎費　二四〇圓
　　被服費　六〇圓
　　學用品其の他　三〇〇圓
　　計　六〇〇圓

- 寄宿舎：原則として寄宿舎に入居。

- 学生1カ年の費用概算：寄宿舎費240円（物価換算139万2,000円）、被服費60円（34.8万円）、学用品その他　300円（174万円）、計600円（348万円）。

第1期　募集人員　約150名（哈爾浜　約50名、斉斉哈爾　約40名、龍井　約60名）。銓衡は15年3月新京、東京、福岡で施行、6月入学。志願者数／入学者数　哈爾浜300／30、斉斉哈爾250／22、龍井390／35。

第2期　募集人員　約150名。銓衡は16年2月哈爾浜、福岡、東京で行われ、4月入学。

第3期　募集人員　約100名。銓衡は17年2月哈爾浜、福岡、東京で行われ、4月入学。

第4期　募集人員　約100名。銓衡は18年2月哈爾浜、大阪、東京で行われ、4月入学。

第5期　募集人員　約100名。銓衡は19年2月新京、大阪、東京で行われ、4月入学。

第5期後期　龍井のみ、募集人員約50名。銓衡は19年9月新京、龍井、大阪、東京で行われ、10月入学。

第6期　募集人員　約100名。銓衡は20年1月新京、大阪、東京で行われ、4月入学。

予科　募集人員　約50名。銓衡は20年3月新京、大阪、東京で行われ、4月入学。

1）哈爾浜開拓医学院

哈爾浜は満州の最北端にある濱江省（現：黒竜江省）の州都。哈爾浜開拓医学院は哈爾浜医大に併設され、学院長は哈爾浜医大学長が兼任、教授も兼任者が多かった。

［院長］

• 植村秀一　北海道出身。明治30年生。43年愛知医専卒。44年陸軍軍医、第7師団軍医（歩兵第25連隊）、関東軍軍医（奉天守備隊）、歩兵第26連隊、大阪衛戍病院、陸軍造兵廠大阪工廠をへて、軍医中佐にて待命。昭和9年哈爾浜特別市技正衛生科長兼市立第1病院長、哈爾浜市衛生処長、15年1月哈爾浜医大学長兼哈爾浜市立医院長、16年8月満州国民生部保健司長、戦後、21年満州にて逝去（59歳）。

［生化学］

• 山崎三省　広島出身。昭和6年岡山医大卒。医化学入室、11年4月助教授、15年6月哈爾浜医大教授兼哈爾浜開拓医学院教授、20年3月満州医大教授、戦後、23年8月米子医大教授、27年鳥取大教授、医学部長を経て、46年3月定年退官。退官後、川崎医大教授、平成10年逝去（92歳）。

[衛生学]

• 村上賢三　三重出身。明治29年生。大正10年金沢医専卒。衛生学入室、金沢医大助教授、哈爾浜開拓医学院教授。戦後、昭和24年金沢大講師（教育学部保健体育）、25年教授、37年定年退官。平成11年逝去（91歳）。

• 高田保明　哈爾浜開拓医学院教授、戦後、平塚保健所長、神奈川県立横浜短大教授。

[内科]

• 守　成一　石川出身。明治8年生。大正7年5月金沢医専卒。5月大阪石神研究所、9年1月私立七尾病院内科主任医院、瑞・独留学（10年11月ベルン大薬理学、11年4月フライブルク大薬理学、7月帰国）、10月私立七尾病院復帰、15年1月東北帝大生理学、昭和4年1月小児科、8月医博（東北帝大）、6年七尾町亀山町にて開業、6年6月下町に分院開設、伝染病患者届出せずで医業停止3カ月を契機に、14年10月医院休止、渡満。11月哈爾浜衛生指導隊長、15年7月哈爾浜開拓医学院教授（専任）、18年6月熱河省立医院長、20年3月退官・帰国、農場経営、21年1月診療所開設、22年8月七尾市医師会設立・会長、23年10月七尾市教育委員会委員長、25年4月北陸保育短大教授、27年3月医師会長辞任・診療所廃止。27年7月七尾保健所長、37年7月辞任、38年4月七尾市長、42年4月落選、12月国立七尾療養所勤務、51年1月辞職、56年9月自宅火災により逝去（85歳）。

• 前原義雄　鹿児島出身。明治34年生。昭和2年長崎医専卒。7年1月医博（名古屋医大）、9年12月哈爾浜医大教授、15年7月兼哈爾浜開拓医学院教授、18年10月兼北安開拓医学院教授、戦後、大津市横田病院、29年1月国立三重療養所長、35年4月国立愛知療養所長、41年5月国立中部病院副院長、44年7月院長、45年2月退職。47年5月逝去（70歳）。

• 中原養樹　岐阜出身。明治27年生。大正8年東京帝大卒。昭和3

年1月医博、山形県立済生館長、哈爾浜青年義勇軍中央病院長、哈爾浜開拓医学院教授、戦後、岐阜市にて開業、54年逝去（85歳）。

- 中西真吉　戦後、中京病院長。

[外科]

- 森　巽　香川出身。明治34年生。昭和2年愛知医大卒。8年1月医博、9年6月哈爾浜市立病院副院長、15年1月哈爾浜医大教授、6月兼哈爾浜開拓医学院教授、18年10月兼北安開拓医学院教授、戦後、東京厚生年金病院外科医長・副院長、湯河原厚生年金病院長、51年6月逝去（74歳）。

- 栗林安夫　長野出身。昭和9年名古屋医大卒。16年4月医博、8月哈爾浜開拓医学院教授、17年7月退職。戦後、長野県北安曇郡大町にて開業、38年7月逝去。

[小児科]

- 国武保夫　愛知出身。明治36年生。昭和3年愛知医大卒。8年9月医博、10年12月哈爾浜医大教授、15年6月兼哈爾浜開拓医学院教授、18年10月兼北安開拓医学院教授、戦後、27年4月久留米市にて開業、52年1月逝去（72歳）。

[産婦人科]

- 成田幾治　愛知出身。明治38年生。昭和5年京都帝大卒。10年10月哈爾浜市立病院内科部長、11年8月哈爾浜医専教授、12月医博、15年1月哈爾医大教授、6月兼哈爾浜開拓医学院教授、18年6月退職、名古屋市中区にて成田病院開設。昭和35年逝去（55歳）。

[眼科]

- 船石平八郎　岡山出身。明治38年生。昭和8年京都帝大卒。眼科講師、16年10月哈爾浜医大教授兼哈爾浜開拓医学院教授、17年10月兼北安開拓医学院教授、戦後留用され、28年帰国、兄船石保太（満州医大教授）の医業継承、昭和54年逝去（74歳）。

- 井之川善雄　新潟出身。大正3年生。昭和12年東京医専卒。龍井開拓医学院教授、戦後、呉共済病院医長、24年3月医博、30年3

月呉市にて開業。昭和54年逝去（65歳）。

[皮膚科]

- 小池藤太郎　三重出身。明治31年生。大正15年岡山医大卒。昭和5年11月医博、13年9月哈爾浜医大教授、15年6月兼哈爾浜開拓医学院教授。17年10月兼北安開拓医学院教授。

　哈爾浜開拓医学院は、昭和18年10月閉鎖され北安に移転したが、第3期生（昭和17年4月入学）は、そのまま哈爾浜に残り、19年3月に卒業した。

2）北安開拓医学院

　北安は北安省（現黒龍江省）時代の省都。昭和18年10月、哈爾浜開拓医学院が移転、北安開拓医学院開院。

[院長]

- 熊谷用蔵　秋田出身。明治21年生、明治43年愛知医専卒。陸軍軍医、満州事変、ノモンハン事件従軍。軍医少将にて退役。昭和18年10月北安開拓医学院長兼北安省立病院長、戦後、20年8月長春市日本人居留民会立敷島保健院長、10月引揚、秋田県六郷町にて開業、30年12月廃業、36年1月逝去（71歳）。

[副院長・小児科]

- 吉田松一　滋賀出身。明治37年生。昭和4年東北帝大卒。北安医学院教授、戦後、滋賀県大津市にて開業、昭和52年9月逝去（73歳）。

[内科]

- 前原義雄（哈爾浜開拓医学院より継続）。
- 本間利雄　福島出身。明治43年生。昭和15年東北帝大卒。満州北安省立病院内科、北安開拓医学院教授、19年斉斉哈爾にて開業、戦後、ソ連抑留、24年帰国、新潟県聖籠村診療所長、28年6月聖籠

村にて開業、61 年 2 月逝去（75 歳）。

- 横山茂美　昭和 9 年東北帝大卒。

[外科]

- 森　巽（哈爾浜開拓医学院より継続）。

- 柿崎長蔵　明治 44 年 5 月生。昭和 15 年東北帝大卒。18 年北安開
拓医学院教授、27 年 8 月医博。秋田県にて開業。平成 4 年 3 月逝去(81
歳)。

- 長嶋幸一郎　宮城出身。明治 44 年生。昭和 11 年東北帝大卒。13
年 5 月臨時召集、16 年 10 月解除、18 年 8 月北安開拓医学院教授兼
北安省立病院外科部長、12 月医博、戦後、葫芦島より引揚、22 年 1
月仙台日赤病院外科部長、27 年 1 月副院長、30 年 1 月福島労災病院
副院長兼外科部長、32 年 4 月院長、61 年 2 月逝去（74 歳）。

[小児科]

- 国武武夫（哈爾浜開拓医学院より継続）。

[産婦人科]

- 桜井　誠　明治 40 年 2 月生。昭和 8 年東北帝大卒。北安開拓医
学院教授、戦後、栃木県郡山市にて開業、21 年 1 月医博、平成 5 年
7 月逝去（86 歳）。

- 成田幾治（哈爾浜開拓医学院より継続）。

[眼科]

- 船石平八郎（哈爾浜開拓医学院より継続）。

[皮膚泌尿器科]

- 岩間幹男　昭和 12 年東北帝大卒。16 年 12 月医博、北安開拓医学
院教授、戦後、新京にて発疹チフスのため逝去。

- 小池藤太郎（哈爾浜開拓医学院より継続）。

3）斉斉哈爾開拓医学院

龍江省（現：黒竜江省）時代の州都斉斉哈爾<ruby>斉斉哈爾<rt>チ チ ハ ル</rt></ruby>に開設された。

[院長（内科）]

• 三神正蔵　岩手出身。明治 27 年生。大正 9 年東北帝大卒。15 年
10 月医博、公立大館病院長、斉斉哈爾開拓医学院長、戦後、公立大
館病院長。

[内科]

• 川野宗義　鹿児島出身。明治 34 年生。大正 12 年長崎医専卒。長
崎医大附属病院、鹿児島県立病院、昭和 8 年吉林省立医院及医学校、
新京医大、15 年 3 月医博、斉斉哈爾市立病院、6 月斉斉哈爾開拓医
学院教授、間島省立病院副院長、遼陽市立病院長、21 年 7 月引揚、
9 月鹿児島県加世田町にて開業、61 年 5 月逝去（85 歳）。

• 永田盛重　鹿児島出身。昭和 11 年長崎医大卒。15 年 6 月斉斉哈
爾開拓医学院教授。

• 成田敏男　青森出身。明治 40 年生。昭和 9 年東北帝大卒。沼津
にて開業、13 年 10 月満州拓殖公社嘱託、満蒙開拓哈爾浜訓練所病院、
14 年 1 月満州開拓青年義勇隊哈爾浜中央病院院長、17 年 9 月医博、
17 年斉斉哈爾市立病院内科医長兼斉斉哈爾開拓医学院教授、戦後、
22 年宮城県女川町にて開業、平成 14 年 7 月逝去（95 歳）。

[外科]

• 中川義一　千葉出身。明治 42 年 11 月生。昭和 10 年北海道帝大卒。
17 年 3 月斉斉哈爾開拓医学院教授、29 年 8 月医博、神奈川県セント
マリアンヌ病院、東京都江戸川区同愛会病院、平成 17 年 3 月逝去（95
歳）。

[産婦人科]

• 蔵口政次郎　明治 38 年生。昭和 5 年 3 月千葉医大卒。4 月朝鮮道
立医院産婦人科、瀧井街の道立医院、15 年 10 月斉斉哈爾開拓医学
院教授。

• 河辺昌伍　昭和 5 年千葉医大卒。斉斉哈爾開拓医学院教授。

[小児科]

• 山田　徹　明治 35 年生。昭和 3 年大阪医大卒。長浜簡易保健相

談所、斉斉哈爾市立病院小児科医長、斉斉哈爾開拓医学院教授、21年3月引揚、愛知県厚生連加茂病院副院長、24年豊田市にて開業、51年9月逝去（74歳）。

[眼科]

• 折居一雄　宮城出身。明治38年生。昭和7年東北帝大卒。斉斉哈爾開拓医学院教授、戦後、塩釜市立病院副院長兼眼科医長、29年4月医博、34年2月塩釜市にて開業、平成元年8月逝去（84歳）。

[耳鼻咽喉科]

• 早川市蔵　千葉出身。明治38年生。昭和5年満州医大卒。12年10月専門部助教授、14年10月医博、15年11月斉斉哈爾開拓医学院教授、戦後、留用され、23年4月哈爾浜医大教授、28年8月帰国。秋田県鶴岡市にて開業、57年11月廃業、平成6年9月逝去（89歳）。

[皮膚泌尿器科]

• 高原勝凱　鳥取出身。明治38年生。昭和6年満州医大卒。生理学入室（久野　寧教授）、満鉄大連医院皮膚科、13年斉斉哈爾市立医院、14年2月医博、16年4月斉斉哈爾開拓医学院教授、戦後、東京都豊島区にて開業。

4）龍井開拓医学院

　龍井は間島省（現：吉林省延辺朝鮮族自治州）時代の省都、建物は、明治41年間島総領事館設置に伴い建築されたが、満州国建国のため昭和12年12月閉鎖され、満州国間島省龍井街領事館と変更された後、東満総省省立病院として用いられ、15年6月龍井開拓医学院が併設された。

[院長]

• 木下福磨　大阪出身。明治18年生。38年大阪高等医学校卒。陸軍軍医。鉄嶺病院長、第7師団軍医部長、大阪陸軍病院長、第4師団軍医部長、昭和10年4月待命。15年6月龍井開拓医学院長、在任中16年1月逝去（55歳）。

- 正井保良　京都出身。明治15年生。42年大阪高等医学校卒。生理学入室、京都帝大医化学、東京帝大生理学、大阪高等医学校助教諭、嘱託教授、欧州留学、大正9年2月医博、5月大阪医大教授、昭和6年〜17年7月大阪帝大教授、17年5月龍井省立医院長・龍井開拓医学院長、19年4月退職・帰国、戦後、京都府岡田上村にて開業、35年逝去（78歳）。
- 紙野圭三　大阪出身。明治31年生。大正12年大阪医大卒。市立西今宮相談所、昭和19年龍井省立医院長・龍井開拓医学院長。

[内科]

- 生田正勝　昭和7年金沢医大卒。16年12月医博（大阪帝大）、龍井開拓医学院教授、戦後、布施市にて開業。
- 森　正義　昭和15年大阪帝大卒。龍井開拓医学院教授、戦後、阪大石橋分院内科医長、34年12月伊丹市にて開業、平成4年11月逝去。
- 竹野　融　宮崎出身。昭和8年満州医大卒。9年12月西安炭鉱病院長、14年3月医博、18年1月満州医大、龍井開拓医学院教授、哈爾浜赤十字病院医学院教授、戦後、宮崎市にて開業、平成4年8月逝去。

[外科]

- 土居文右衛門　昭和11年大阪帝大卒。16年5月医博、龍井開拓医学院教授、戦後、民衆裁判にて銃殺された。

[産婦人科]

- 笹岡三郎　福井出身。明治36年生。昭和6年京都帝大卒。14年6月医博、延吉医院、17年5月佳木斯医大教授、龍井開拓医学院教授、戦後、福井日赤病院副院長、福井県金津町にて開業。
- 足立春雄　京都出身。明治45年生。昭和12年大阪帝大卒。19年龍井開拓医学院教授、20年退職・帰国、戦後、大阪逓信病院部長、39年7月徳島大教授、附属病院長、医学部長、52年9月香川医大創設準備室長、在任中53年7月逝去（66歳）。
- 島田尚守

[小児科学]

• 渥美直吉　山形出身。大正11年南満医学堂卒。昭和18年1月医博、37年3月逝去。

• 仁木指南　奈良出身。明治42年生。昭和10年大阪帝大卒。龍井開拓医学院教授、平成2年11月逝去（80歳）。

[眼科学]

• 小林宗一　長野出身。明治42年生。昭和8年大阪高等医専卒。16年7月医博（大阪帝大）、龍井開拓医学院教授、戦後、22年長野県村上村にて開業、35年長野市順天五明堂病院。50年4月逝去（65歳）。

[耳鼻咽喉科]

• 久我憲文　大阪出身。明治35年生。昭和3年大阪医大卒。9年11月医博、大阪市住吉区にて開業、龍井開拓医学院教授、戦後、大阪市住吉区にて再開業、昭和54年7月逝去（77歳）。

[皮膚泌尿器科]

• 若杉長門　大阪出身。明治41年生。昭和8年大阪帝大卒。15年12月医博、龍井開拓医学院教授、戦後、民衆裁判による銃殺を逃れ帰国、大阪市住吉市民病院、23年6月天王寺区にて開業、45年12月逝去（48歳）。

［参考資料］

『蘭仁会史』（昭56）

3．満州国医師試験

満州国では、医師不足に対応するため、昭和12年3月民生部令をもって医師考試令を定め、毎年1回学課、実地の考試をおこなったが、考試はなかなか難関で全期間を通じての合格者は100名に達していない。

なお、限地開業医の考試は、原則として各省で行い、主管部大臣が合

格者に認証を与えた。興安各省では衛生下士官程度、通化、熱河、龍江の各省では、官公立医院で 7 年以上助手または代診としての勤務歴があれば認許された。

　結果として、限地医を含めて、満州の医師数は、昭和 12 年 12 月の2,992 名は 15 年 4 月には 8,500 名に増加している。

　また、日本の大東亜省、拓務省が認めた満州開拓団保健指導員にも限地開業医の資格を認めている。この場合、3 年以上医業介補の実地経験のある 25 ～ 50 歳の男子を銓衡対象とした。

満州開拓医の戦後

「開拓民の悲劇」は、昭和20年8月9日のソヴィエト社会主義共和国連邦（ソ連）軍の満州進攻に始まるが、ソ連成立からの日ソ関係について記載しておきたい。

大正　11（1922）年12月30日　ソ連成立

　　　14（1925）年　1月25日　日ソ基本条約調印（日本、ソ連承認）

昭和　 6（1931）年　9月18日　柳條湖事件（満州事変勃発）

　　　 7（1932）年　3月　1日　満州国建国

　　　11（1936）年11月25日　日独防共協定調印

　　　14（1939）年　8月23日　独ソ不可侵条約

　　　　　　　　　　 9月　1日　独軍、ポーランド進攻（第二次世界大戦勃発）

　　　16（1941）年　4月13日　日ソ中立条約締結

> ・相互不可侵および一方が第三国に軍事攻撃された場合における他方の中立（本文全4条）
> ・満州国、モンゴル人民共和国それぞれの領土の保全と相互不可侵（声明書）
> ・有効期間5年間、有効期間満了1年前までに両国のいずれかが廃棄通告しなかった場合は5年間自動延長される

　　　　　　　　　　 6月22日　独軍、ソ連に進攻

　　　20（1945）年　4月　5日　ソ連政府は「1946年4月24日に期間満了するソ日中立条約を延長しない」と日本政府に通達（2月4日～11日のヤルタ会談にて、秘密裏に対日宣

戦を約束）

5月　7日　ドイツ降伏
8月　8日　ソ連、ポツダム宣言（7月26日）へ
　　　　　の参加を表明、日本がポツダム宣言
　　　　　を拒否した連合国への参戦要請を受
　　　　　けたとして、対日宣戦布告、9日午
　　　　　前0時（ザバイカル時間）、南樺太・
　　　　　千島列島および満州国・朝鮮半島北
　　　　　部に侵攻開始

　日ソ中立条約の成立時、ドイツ軍のポーランド進攻による第二次世界大戦は開始されており、早晩のドイツ進攻を察知していたソ連は、この条約の成立により、極東戦線を縮小し、戦力をドイツ戦線に転用、対独勝利を収めることができた。日本は、この条約を信じて、太平洋戦争の戦況が悪化した昭和18年以降、関東軍を南方戦線に転用、満州では、20年以降、在留邦人を中心に25万人が軍事動員され、多くの開拓地で成年男子不在の状況となり、戦後の悲劇の増大を招く事態となった。対独勝利の後、ソ連軍は極東に移動し、満州に進攻、略奪暴行を行い、関東軍の将兵の多くは、捕虜としてシベリアに連行・抑留され、苛酷な強制労働に従事させられ、多数の死者をだした。また、ソ連は満州の産業施設・重工業施設を、本国に持ち去り、戦後復興の原動力とした。一方、中立条約を信じた日本政府は、20年6月3日〜4日、ソ連政府に連合国との和平工作の斡旋方を依頼する有様であった。8月8日、ソ連からの回答は、条約破棄、宣戦布告であった。

　満州国に対するソ連侵攻（昭和20年8月9日）と同時に、開拓団のために土地・家屋を収奪され、小作農になるか流浪の生活を強いられていた満州農民は一斉に蜂起、開拓民への報復を開始した。悲劇の始まりで

ある。開拓団を守るべき筈の関東軍の多くは南方戦線に転用され、ソ連
侵攻に備えるため多数の開拓団男子が動員され、開拓団のほとんどは婦
女子と少数の成年男子が残るのみの状態であった。

　満州農民は開拓団に物品の供出、立ち退きを要求した。北満の多くの
開拓団員は難民となり、哈爾浜を目指した。その難民をソ連軍と満州農
民が襲った。絶望した集団では全員自決の事態まで生じた。難民の群れ
は飢餓に陥り、若い女子は凌辱された。乳飲み子を抱えた母親は乳房に
青酸カリを塗り、乳児とともに果てた。進退きわまった母親は、中国人
に乳幼児を預けたり売ったりした。家族とはぐれた子供のなかには、中
国人に拾われて生きながらえた者もいた。後世、残留孤児（12歳以下）、
残留婦人と呼ばれる人々である。

　敗戦による満州開拓団の犠牲者は約7万8,500人、内、病死6万
6,980人、戦闘または自決による死亡者と暴徒の襲撃による死亡者は1
万1,520人と記載されている。7万8,500人は、当時の開拓団員約27
万人の29％、在満邦人の犠牲者17万6,000人（総数27万人の14％）の
45％を占める悲惨な数字である。

　開拓民の悲劇は満州開拓史に詳しいが、「満州開拓難民の歌」、「開拓
物故者を忍ぶ歌」に要約されることである（図Ⅳ-1）。

　開拓医とて、一部の留用者＊を除けば、同様であった。斉斉哈爾開拓
医学院卒後、開拓医に従事していた高橋春雄は、開拓医学院の同窓誌『蘭
仁』に以下の記載を行っている。

　　昭和20年8月15日、日本国の敗戦とともに満州国も消滅し、満
　州国立開拓医学院もその名は消え、卒業生も在学生も支えにしてい
　た斉斉哈爾、哈爾浜、北安、龍井の各開拓医学院はただ各々の心の
　中にのみ残ることとなってしまった。

　　その日から各開拓医学院の教授、職員及び在学生は皆難民となり

満洲開拓難民の歌

元満洲国舒蘭県小城郡上開拓団副団長　故辻村徳松作詩

一、興亜の空の虹消えて
　　ここ満洲の開拓地
　　築く楽土の夢さめぬ
　　あわれ追わるる身となりぬ

二、あゝ見はるかす高粱の
　　赤い夕日は変らねど
　　畠の彼方に沈みゆく
　　変り果てたる人の世よ

三、病魔の熱にうなされつ
　　彼方の路傍この木蔭
　　老いの手を引き子を抱え
　　飢と疲れにまどろみつ

四、昨日無蓋の貨車にゆれ
　　今日戦災の破れ家に
　　何処に求めん明日の糧

五、流浪の旅は何時迄ぞ
　　星も氷れる寒き夜に
　　すきもる風のさゝやきも

六、暴徒来たると戦きつ
　　乳を求めてみどり子が
　　泣きて叫びつ母の胸

七、孤のしとねの薄ければ
　　されど母は病める身の
　　せん術もなき涙かな

八、今日の生業にいとけなき
　　仮寝の床の月影に
　　コンクリートの冷たさよ

九、打ちたる者に打たれつつ
　　防寒服のなき故に
　　亡きいとし子の白き顔

一〇、つばめよ情のあるなれば
　　使役つくるはかなさよ
　　菓子、餅、煙草ひさぐ子の

一一、並ぶ塚山眺めては
　　雁よ心のあるなれば
　　朔北の風身には泌む

一二、動乱の空仰ぎては
　　故郷の山恋うるかな
　　苦力つくる哀れさよ

一三、くしき生命は永らえし
　　友の情にはげまされ
　　わが胸の中誰か知る
　　み親の慈悲に生かされて
　　明日の我身をはかなみつ
　　故国にこの様知らしめよ
　　故国の便りを聞かしめよ

開拓物故者を偲ぶ歌

元満洲国舒蘭県小城郡上開拓団副団長　故辻村徳松作詩

一、あゝ小城よ克山よ
　　くりかえさるゝ動乱に
　　君のみ霊よ今如何に
　　あゝ琿春よ公主嶺

二、あゝハルピンよ新京よ
　　おさまりやらぬ戦雲に
　　あゝ奉天よ大連よ
　　君のみ霊よ今いづこ

三、敗れし国のこれまでと
　　国の報いを身にうけて
　　自ら絶てる玉の緒よ
　　兇手に絶えし生命よ

四、襲う病魔の黒き手に
　　幼き芽をば刈り取られ
　　枝も幹をも枯らしけり
　　兇手に絶えし生命よ

五、我子は野中の木蔭にて
　　無常の嵐つぎつぎに
　　父は駅舎の裏にして
　　母は巷の嫁なりき
　　流浪の身には一本の

六、夏を偲べば野空豪
　　妻は畠の隅なりき
　　南無と称えて別れ来ぬ
　　丘あちこちの土まんじゆう
　　我子は野中の木蔭にて

七、秋を偲べばさ々ぎの
　　南無と称えて別れ来ぬ
　　廟も墓標も草の中
　　丘あちこちの土まんじゆう

八、春を偲べば野びるの
　　追わるゝ身には一言の
　　野菊手向けて別れ来ぬ
　　白楊の落葉に骨埋めて

九、夜毎に胸の晴れやらぬ
　　子故に追えるまぼろしの
　　冬を偲べばかさゝぎの
　　群がるあたり塚氷る

一〇、我が父母のおわすばと
　　日毎に沈む西の陽を
　　眺めうるむまぶた哉
　　さめてるほすしとね哉

一一、世にみ仏のおわすゆえ
　　泣く子女々しと言う勿れ
　　親ぞ愚かと言うなかれ
　　我が身のおおさばと

一二、寂光の土を願いつつ
　　我もみ親のみ光りに
　　地に争いの絶えてあれ
　　天に恨みの残るなく
　　み霊静かに眠りませ
　　生命のほのおかき立てゝ
　　今日の務めに励まなん

一人一人自分自身で生活の手段も考えねばならなくなってしまった。季節が厳寒に向かい伝染病が流行し亡くなられ或は何処かへ移動し消息不明となった者も多く、卒業生も任地で終戦を迎え現地において襲われて死亡、或いは団員と共に南下中に或は南の街に辿り着いたものの疲れ果て、又は伝染病などで亡くなり、或るものは開拓団員とともにシベリアに抑留されて亡くなった者もあった。

　1カ年の間に誰しも人間として忍耐の限界を超えるような苦難に耐え、幾度か死に直面し乍らも運よく生き帰った教授、職員、卒業生、学生にて蘭仁会を結成し、その後、中共軍に留用され何年もの間各地を転々とし、ようやく帰還された方々も加わって今日に至っている。

　その詳細は本書中別項によるが、誰しもがあまり発表していない。割り当てられた紙面が少ない関係もあるがあの当時のことを語りたくないと思われておられる方が多いと推察する。

　　＊　留用者：ソ連軍は満州進攻後、軍の施設、鉄道、病院などの重要
　　　施設と、その日本人関係者を中国共産党指揮下の八路軍に引き渡
　　　した。中国では国内では、共産党軍と国民党軍が内戦中で、米国
　　　の強力な支援を受けた国民党軍が満州に進攻、八路軍はその戦闘
　　　準備のため、医師、看護婦を含めさまざまの職種の日本人を留用
　　　した。昭和23年11月、満州では八路軍が勝利を収め、24年10
　　　月中華人民共和国の建国宣言が行われた。28年3月から留用日
　　　本人の帰国が始まり、33年まで帰国事業が続いた。
　［参考資料］留用された日本人（NHK「留用された日本人」取材班、
　平15）

1．日本医師免許の取得

(1) 厚生省の外地引揚医師問題への対応

　戦後、日本に引き揚げてきた満州開拓医にとって日本の医師免許が得

られるか否かはまさに死活問題であった。

　満州開拓医の内、満州医大、新京医大、哈爾浜医大、佳木斯医大の卒業生は満州国の医師認許證とともに内地の医師免許証も得られることになっていたので問題はなかった。問題は、①開拓医学院、満州国軍医学校の卒業生、②満州国の医師考試令によって満州国医師を与えられていた医師、③各省で行われた試験によって限地免許を与えられていた医師、④拓務省、大東亜省によって採用され、満州開拓団保健指導員に採用され限地開業医の資格を与えられていた医師達であった。昭和20年9月、満洲引揚医師同志会が設立され、医師免許取得への活動が開始された。22年7月、一応の成果が得られ解散したが、その後、開拓医学院関係者は、蘭仁会を組織し、同窓会誌「蘭仁」を発行、その他の開拓医は開拓保健団同志会を形成し、同窓会誌「黄塵」、「蘭香」を発行し、活動を続けたが、蘭仁会は56年6月、開拓保健団同志会（元満州開拓医師有志）は47年5月解散した。

　この問題は満州だけでなく、日本の支配地（朝鮮・台湾・中国・樺太）で働いていた数多くの医師にとっての問題であり、厚生省は、「引揚医師」の救済策「引揚者の特例」として以下の対応を行った。『厚生省の医制80年史』（昭和30年）、『医制100年史』（昭和51年）の記述を中心に引用・記載する。本件についての法令改廃経過を表Ⅳ-1に示した。

　　終戦に伴う特別な問題として、外地よりの引揚者に対する特別措置が行われた。即ち、終戦とともに従来わが国の領土であった朝鮮、台湾等及びわが国の勢力の及んでいた大陸においてその地の制度により医師、歯科医師の免許を受けて、医業、歯科医師業を行っていた者等がいたが、これらの人々は、新たに国民医療法に基づく免許を得なければ、日本においては、医業、歯科医師業を行えないので、これらの人々の特殊事情に鑑み、昭和21年1月「朝鮮総督又ハ台湾総督ノ医師免許又ハ歯科医師免許ヲ受ケタル者ニ付テノ国民医療

表Ⅳ-1　外地引揚医師に対する厚生省の対応

昭和 21 年 1 月 25 日（勅令第 42 号）

【朝鮮総督又ハ臺湾総督ノ醫師免許又ハ歯科醫師免許ヲ受ケタル者ニ付テノ国民医療法施行令特例ニ關スル件】

　昭和 20 年 8 月 15 日以前に朝鮮総督又は台湾総督の医師免許又は歯科医師免許を受けた者に対して、医師試験委員又は歯科医師試験委員の銓衡によって医師免許又は歯科医師免許を与える。

　また、これらの者に対しては従来の試験とは別の特例の医師試験又は歯科医師試験の受験資格を認め、これに合格した者には免許を与える。

昭和 21 年 8 月 30 日（勅令第 409 号）

　「医師試験委員」を「医師国家試験予備試験委員」、「歯科医師試験委員を歯科医師国家試験予備試験委員」に改める。

　「医師試験又は歯科医師試験」を「医師国家試験予備試験又は歯科医師国家試験予備試験」に改める。

昭和 22 年 1 月 22 日（勅令 19 号）

　「朝鮮総督又ハ臺湾総督ノ醫師免許又ハ歯科醫師免許ヲ受ケタル者」を「朝鮮総督又ハ台湾総督ノ醫師免許又ハ歯科醫師免許を受ケタル者、満州国駐箚特命全権大使ノ醫師免許ヲ受ケタル者又ハ満州国ニ於テ地域若ハ期限ヲ限ラレレザル醫師免許若ハ歯科醫師免許ヲ受ケタル日本國民」に改める。

　また、当分の間、医師国家試験予備試験委員又は歯科医師国家試験予備試験委員の行う試験を受けることができ、合格した場合は医師免許又は歯科医師免許を与える。

昭和 23 年 7 月 20 日（政令 174 号）

【国民医療法施行例特例】

　「朝鮮総督又ハ台湾総督ノ醫師免許又ハ歯科醫師免許を受ケタル者、満州国駐箚特命全権大使ノ醫師免許ヲ受ケタル者又ハ満州国ニ於テ地域若ハ期限ヲ限ラレザル醫師免許若ハ歯科醫師免許ヲ受ケタル日本國民」を「朝鮮総督、台湾総督、樺太庁長官、南洋庁長官若ハ満州国駐箚特命全権大使又ハ満州国ノ医師免許ヲ受ケタル日本国民」に改める。

昭和 24 年 12 月 16 日（法律第 272 号）

【医師国家試験予備試験の受験資格の特例に関する法律】

　従前の規定による中学校若しくは高等女学校の卒業者等以上の程度を入学資格とする修業年限 3 年以上の医学の教習を目的とする学校を卒業した者は本法律施行の日から 5 年以内に行われる医師国家試験予備試験を受けることができる。

昭和 25 年 8 月 24 日（法律第 245 号）

【医師国家試験予備試験の受験資格の特例に関する法律の一部を改正する法律】

受験資格者に、昭和 20 年 8 月 15 日以前に朝鮮総督の行った医師試験の第 1 部試験に合格し、満州国の行った医師考試の第 1 部考試に及格した者等を追加

昭和 26 年 6 月 14 日（法律第 236 号）

【医師法及び歯科医師法の一部を改正する法律】

引揚者に対する免許及び試験の特例措置の対象となる者の範囲の拡大

昭和 27 年 6 月 13 日（法律第 188 号）

【医師国家試験予備試験の受験資格の特例に関する法律等の一部を改正する法律】

2 回を超えて試験を受けられないと規定していた但書を削除

昭和 28 年 3 月 19 日（法律第 18 号）

【医師国家試験予備試験の受験資格の特例に関する法律等の一部を改正する法律】

受験資格の若干の変更

昭和 28 年 8 月 10 日（法律第 192 号）

【医師等の免許及び試験の特例に関する法律】

引揚者であって、昭和 20 年 8 月 15 日以前に朝鮮総督、台湾総督、満州国等の医師免許を受けた日本国民に対する医師免許及び試験に付いては、昭和 30 年 12 月 31 日まで従前の例による。

昭和 30 年 7 月 23 日（法律第 84 号）

【医師国家試験予備試験の受験資格の特例に関する法律】

従前の規定による中学校の卒業者等以上の程度を入学資格としていた修業年限 3 年以上の医学の教習を目的とする学校を卒業した者等は、昭和 31 年 12 月 31 日までに行われる医師国家試験を受けることができる。

昭和 31 年 12 月 20 日（法律第 178 号）

【医師等の免許及び試験の特例に関する法律の一部を改正する法律】

期間を昭和 34 年 12 月 31 日まで延長

昭和 32 年 6 月 10 日（法律第 165 号）

【医師国家試験予備試験及び歯科医師国家試験予備試験の受験資格の特例に関する法律】

従前の規定による中学校若しくは高等女学校の卒業者又は旧専門学校入学者検定規程により専門学校入学の資格を有するものとして検定された者以上の程度を入学資格とする修業年限 3 年以上の医学の教習を目的とする学校を卒業した者等は、昭和 34 年 12 月 31 日までに行われる医師国家試験予備試験を受けることができる。

昭和 34 年 12 月 21 日（法律第 200 号）

【医師等の免許及び試験の特例に関する法律の一部を改正する法律】

期間を昭和 35 年 12 月 31 日まで延長

昭和 36 年 11 月 16 日（法律第 231 号）
【医師及び歯科医師の免許及び試験の特例に関する法律】
　昭和 20 年 8 月 15 日以前に朝鮮総督、台湾総督、満州国等の医師免許を受け
た日本国民に対する医師免許及び試験に付いては、昭和 37 年 12 月 31 日ま
で従前の例によることとするなど。
（法律第 232 号）
【医師国家試験予備試験及び歯科医師国家試験予備試験の受験資格の特例に
関する法律】
　旧中等学校令による中等学校の卒業生又は旧専門学校入学者検定規程により
専門学校入学の資格を有するものとして検定された者以上の程度を入学資格
とする修業年限 3 年以上の医学の教習を目的とする学校を卒業した者等は医
師国家試験予備試験を受けることができる。
昭和 57 年 7 月 23 日（法律第 69 号）
【行政事務の簡素合理化に伴う関係法律の整理及び適用対象の消滅等による
法律の廃止に伴う法律】
　医師国家試験予備試験の受験資格の特例に関する法律、医師等の免許及び試
験の特例に関する法律の一部を改正する法律、廃止

　法施行令の特例に関する件」（昭 21・1・26　勅 42）を制定して即日
施行し、昭和 20 年 8 月 15 日以前に朝鮮総督又は台湾総督の医師免
許又は歯科医師免許を受けた者に対して、医師国家試験委員又は歯
科医師国家試験委員の銓衡によって医師免許又は歯科医師免許を与
えることとし、更に、これらの者で、銓衡に落ちた者又は銓衡を受
けない者に対しては、従来の試験とは別の特例の医師試験又は歯科
医師試験の受験資格が認め、これに合格した者に対しては、免許を
与えることとした。同年 8 月、前述の国民医療法施行令の一部改正（昭
21・8・30　勅 402）に伴って本勅令の一部改正（21・8・30　勅 409）
が行われ、医師（歯科医師）試験委員を医師（歯科医師）国家試験
予備試験委員に改めた。
　次いで、昭和 22 年改正（昭 22・1・22　勅 19）により、資格者の
範囲を拡張し、「満州国駐箚特命全権大使の医師免許を受けたる者

又は満州国において地域もしくは期間を限らざる医師免許を受けたる日本国民を含める」とともにこれらの者に「医師国家試験予備試験委員又は歯科医師国家試験予備試験委員の行う試験」の受験資格を認め、この合格者に医師（歯科医師）免許を与える途を開いた。この試験は、通常「特例試験」と呼ばれ、銓衡によって免許を与えがたい者に対し、免許取得のもう一つの機会を与えようとするものであった。

さらに、昭和23年改正（昭23・7・20　政174）により題名を「国民医療法施行令特例」と改めるとともに、資格者の範囲を拡大して「朝鮮総督、台湾総督、樺太廳長官、南洋廳長官若ハ満州国駐劄特命全権大使又ハ満州国ノ医師免許ヲ受ケタル日本国民」とした。なお、これらの者の予備試験委員の行う試験の受験資格を2回に制限することとしたが、それまでの間に既に2回の受験を行っている者に対しては、さらに1回の受験を認めることにした。

外地医師特別試験の法令は再三、延長処置を受けた。昭和38年2月には医師試験審議会は「外地からの引揚医師などの医師免許制度」を廃止すべき旨の申入れが厚生省に行われたとのこともあったが、結果的には、57年1月まで続き廃止された。

第1回外地医師特別試験は昭和22年6月21日東京帝大で行われ、志願者208名、受験者195名であり、7月15日発表の合格者は78人（合格率40％）であった。

戦後、満州開拓医、外地引揚医師の日本医師免許取得に尽力した人物として、前述の宇留野勝弥、平山一男（45頁参照）に加え、戦争中、満州国保健司長を務め、戦後、厚生省嘱託として、免許取得に奔走された川上六馬博士*を挙げておきたい。

＊　川上六馬（かわかみ・むつま）岡山県出身。明治35年生。大正15年

慶大卒。細菌学入室(小林六造教授)、京都帝大衛生学(戸田正三教授)、昭和3年倉敷労働科学研究所、7年工場衛生官、満鉄入社、11年満州国保健司長。戦後、厚生省嘱託、22年埼玉県衛生部長、24年福岡県衛生部長、31年兵庫県衛生部長、33年7月関東信越医務出張所長、34年7月厚生省医務局長、37年7月退官。退官後、52年日本リハビリテーションン振興会理事長、在職中、61年7月逝去（84歳）。川上正澄［昭和18年11月満州国佳木斯医大第1期卒業生、生理学専攻（正路倫之助教授）、戦後、県立兵庫医専、神戸医大助教授を経て横浜市大教授・医学部長］は甥。

(2) 満州開拓医の医師免許取得状況

　厚生省の外地引揚医師への対応にみられるように、開拓医は満州による医師免許の種類によって大きく分けられた。昭和21年1月(勅令42号)では、いずれの開拓医も受験資格が認められなかった。22年1月（勅令19号）では、満州国の医師免許所有者の内、非限定医（地域・期間を限定されていない医師）には受験資格が認められたが、限定医にも認められたのは23年7月（政令174号）以後である（表Ⅳ-2）。

　そのため、開拓医学院卒業者では、昭和22年3月24日以来、22年中に73名以上が日本の医師免許を取得しているが、開拓医学院卒業者以外の大多数の取得者は24年1月20日以降のことである。

　「黄塵」、「蘭香」、「蘭仁」などの『開拓医同門会誌』、『日本医籍録』（医学公論社）などによって調査することができた開拓医の医師免許取得状況を表Ⅳ-3、4、5に示した。

　開拓医の日本の医師免許取得は、昭和22年3月24日から36年4月13日と14年余りにわたるが、それだけに取得時の年齢も27歳から66歳にわたっており、取得までの苦労が偲ばれることである。

　開拓医学院卒業者と開拓医学院卒業生以外（多くは保健指導員）の間には取得時期、年齢に違いがみられる。開拓医学院卒業者の90％は26年までに取得しているが、非卒業生では、34年までの年月を要している。

表IV-2　満州開拓医の医師免許取得資格状況（○：あり、×：なし）

	開拓医学院 満州国軍医学校 卒業	満州国医師免許所有者		拓務省、大東亜省採用の 開拓団保健指導員 （限地医）
		非限地医	限地医	
昭和 21 年 1 月 （勅令 42 号）	×	×	×	×
昭和 22 年 1 月 （勅令 19 号）	○	○	×	×
昭和 23 年 7 月 （政令 174 号）	○	○	○	○

表IV-3　満州開拓医の日本医師免許取得状況（人数）

取得年 （昭和）	開拓医学院卒業生 （累計）平均年齢	開拓医学院以外 （累計）平均年齢	計
22	73 （56%）32.5	2 （3%）38.5	75 （39%）36.6
23	19 （71%）35.3	0 （3%）—	19 （48%）35.3
24	15 （82%）35.4	27 （46%）42.0	42 （76%）40.6
25	7 （87%）37.0	5 （54%）47.0	12 （76%）41.2
26	5 （91%）34.2	4 （60%）41.0	9 （81%）37.2
27	1 （92%）38.0	1 （62%）29.0	2 （82%）33.5
28	5 （95%）36.6	4 （68%）42.5	9 （87%）39.2
29	2 （97%）40.0	10 （84%）40.9	12 （93%）40.8
30	2 （98%）39.5	1 （86%）51.0	3 （94%）43.3
31 〜 36	2 （100%）44.0	9 （100%）54.8	11 （100%）53.1
計	131 36.4	63 43.9	194 39.0

表IV-4　満洲開拓医の日本医師免許取得状況・就労先（開拓学院卒業者）（医籍登録番号順）

氏名	生年月日	出身地	出身校	医籍登録 昭和年月日（年齢）	番号	就労先
杉森 功	明39.11.29	佐賀	チ	22.3.24 (40)	120526	長野県久手村にて開業→茨城県賀美村にて開業→佐賀県山内町にて開業
和田 矯	大4.11.3	朝鮮	ワ	22.3.24 (41)	120528	東京都衛生課→中央保健所→吉原病院→都立亀戸診療所
高橋春雄	明44.2.20	長野	チ	22.3.24 (36)	120529	長野県塩尻市にて開業→神奈川県川崎市にて開業
山本季彦	大元.8.6	長野	ホ	22.3.24 (34)	120530	三重県天城町にて開業
小関文夫	大9.10.10	茨城	チ	22.3.24 (27)	120531	北海道長万部町にて開業
箱石弥二郎	明34.1.20	北海道	チ	22.3.24 (46)	120532?	北海道斜里町ト口診療所→羅臼村診療所→名寄市診療所→寿都共立病院→寿都村にて開業
小野寺勝男	大6.2.3	山形	チ	22.3.24 (30)	120532?	東京都渋谷区にて開業
名城良図	明31.6.26	愛知	チ	22.3.24 (48)	120533	愛知県名古屋市にて開業
小早川 淳	明42.4.25	愛知	リ	22.3.24 (37)	120536	愛知県岡崎市にて開業→名古屋市にて開業
上村大治郎	大元.9.10	福岡	リ	22.3.24 (35)	120537	福岡県赤池町にて開業
松沢令之助	明34.6.10	長野	ハ	22.3.21 (46)	120540	長野県須坂市にて開業
山下三郎	大2.2.10	千葉	ハ	22.3.24 (33)	120541	栃木県保健所長→足利市にて開業
田中正業	明41.3.12	新潟	ハ	22.3.24 (39)	120542	新潟県田上町にて開業
佐藤礼三	明39.11.13	山形	ハ	22.3.24 (39)	120543	山形県鮭川村にて開業

氏名	生年月日	出身地	出身校	医籍登録 昭年月日 (年齢)	番号	就労先
菅 宗一郎	明 41.8.6	福島	ハ	22.3.24 (38)	120546	福島県郡山市にて開業
岩山国明	明 42.11.28	岩手	ハ	22.3.24 (37)	120547	岩手県野田村にて開業
蜂谷耕治	大 3.2.15	北海道	ハ	22.3.24 (33)	120550	北海道札幌市にて開業
河野国利	大 2.10.11	大分	チ	22.3.24 (33)	120551	大分県西国東郡にて開業⇒茨城県賀美村⇒埼玉県大宮市にて開業
沖野義男	明 39.6.15	高知	チ	22.3.24 (41)	120552	高知市にて開業
神立年末	明 35.12.31	東京	チ	22.3.24 (46)	120557	埼玉県花園村にて開業
内田三郎	大 4.2.27	埼玉	チ	22.3.24 (32)	120560	栃木県熊谷保健所⇒熊谷市にて開業⇒北海道長万部町にて開業
松木 昻	大 4.12.26	愛媛	チ	22.3.24 (31)	120562	静岡県浜岡町朝比奈診療所
阿久津寅雄	大 3.3.29	福島	チ	22.3.24 (33)	120563	秋田県大館公立病院⇒埼玉県飯能市立国保診療所長⇒飯能市南高麗診療所長
瀬口進祐	明 44.6.19	熊本	チ	22.3.24 (36)	120564	群馬県吉井村にて開業
斉藤定二	大 2.1.25	埼玉	リ	22.3.24 (34)	120565	埼玉県皆野町にて開業
紫竹勝三郎	明 40.3.21	広島	リ	22.3.24 (40)	120566	東京都清瀬市にて開業
保坂朝太郎	明 44.3.12	長野	リ	22.3.24 (36)	120567	長野県上田市にて開業
内田勝利	明 37.9.12	岡山	リ	22.3.24 (42)	120568	岡山県加茂町にて開業
室田英哉	明 45.5.21	広島	リ	22.3.24 (35)	120571	広島県呉瀬町にて開業
竹中太郎	明 39.12.6	京都	リ	22.3.24 (40)	120572	北海道開拓地診療所⇒三重県津市にて開業
篠原道広	明 45.3.14	岐阜	リ	22.3.24 (35)	120574	静岡県国立静岡病院⇒神奈川県川崎救済会診療所

氏名	生年月日	都道府県		年月日	(年齢)	番号	備考
浅利 茂	明41.4.25	福岡	リ	22.3.24	(38)	120575	福岡県小倉市にて開業
大神平六	明38.1.17	福岡	リ	22.3.24	(42)	120576	大分県備前市山田国保診療所
藤井寅男	明35.4.10	奈良	リ	22.3.24	(45)	120577	大阪府羽曳野市にて開業
大植 仁	明37.4.18	兵庫	リ	22.3.24	(42)	120578	兵庫県朝来町にて開業
桐谷秀雄	大3.3.19	北海道	リ	22.3.24	(33)	120579	北海道紋別市上猪渚厚生病院長→苫前厚生病院長→恵庭市にて開業
石田庫保	大4.2.18	群馬	リ	22.3.24	(32)	120582	群馬県衛生課長→上川淵診療所
柏谷哲郎	大8.12.8	兵庫	リ	22.3.24	(28)	120585	北海道河西保健所長兼静内保健所長→網走保健所長→釧路知安保健所長→八雲保健所長
工藤當隆	明35.12.11	北海道	チ	22.3.24	(44)	120599	北海道各地で開業
吉田四郎	明35.11.11	—	リ	22.5.5	(44)	120673	山形県玉野村国保診療所→山形市にて開業
江上正基	明40.5.30	大分	リ	22.5.5	(39)	120674	群馬県にて開業
大脇 栄	明38.1.15	愛知	ハ	22.5.5	(42)	120675	北海道中標津保健所長→石狩町にて開業
中村良治	明44.5.12	鹿児島	チ	22.5.5	(35)	120676	鹿児島県にて開業→神奈川県川崎市にて開業
高原統一	明43.8.23	北海道	ハ	22.5.5	(36)	120679	札幌市白石区にて開業
財前利太郎	大5.9.2	大分	リ	22.5.5	(31)	120682	大分県太田市にて開業
白坂勝喜	明34.2.25	熊本	リ	22.5.5	(46)	120718	熊本県本村診療所長→埼玉県吉川町国保町国保診療所長→神奈川県川崎市にて開業
蒔堂与二	明42.6.4	富山	ホ	22.5.5	(27)	120720	北海道豊富村国保病院→赤平市にて開業→道立庶野診療所長

氏名	生年月日	出身地	出身校	医籍登録 昭年月日	(年齢)	番号	就労先
佐々木 寛	大3.1.14	山形	リ	22.5.5	(33)	120721	山形県衛生課⇒北海道東川町にて開業
広原章三	明39.11.3	埼玉	リ	22.5.5	(40)	120722	埼玉県川島村にて開業(父業継承)
江口平八	大2.9.16	長崎	チ	22.6.2	(33)	120748	群馬県千代田村にて開業
馬群 弘	明45.1.12	佐賀	リ	22.6.2	(35)	120749	福岡県三菱鯰田鉱業所病院⇒稲築町にて開業
羽生利幸	大8.8.1	長野	リ	—	(27)	120788	長野県更級郡小林医院⇒伊那市大森医院⇒飯島町にて開業
瀬庭正快	明40.10.4	東京	リ	—	(41)	120792	東京都品川区にて開業
羽鳥正邦	大5.3.29	茨城	ホ	22.8.4	(31)	120796	東京都豊島区にて開業
本山 大	大6.1.18	長野	リ	22.8.4	(30)	120800	東京都台東区にて開業⇒目黒区にて開業
関根栄太郎	大6.3.10	埼玉	ホ	22.8.10	(29)	120801	埼玉県熊谷市にて開業
衣袋久治	大8.11.18	埼玉	チ	22.8.10	(38)	120828	埼玉県熊谷市にて開業
高橋幾太郎	明45.5.9	新潟	ホ	22.8.20	(35)	120829	新潟県北蒲原郡にて開業
細川一雄	明44.9.4	北海道	リ	22.8.20	(43)	120836	北海道朝日生命函館支社
柴田正雄	大6.8.31	北海道	リ	22.8.20	(29)	120837	北海道各地保健所、国保診療所⇒札幌市にて開業
伊崎輝雄	明43.11.30	北海道	ホ	22.8.20	(36)	120839	北海道雄別炭鉱病院⇒厚岸町立病院⇒厚岸町にて開業
鎌田富雄	大2.11.19	福島	カ	22.8.20	(33)	120846	福島県浪江町にて開業
山田珍三	大2.1.11	愛知	ホ	22.8.20	(34)	120848	岐阜県加茂郡にて開業⇒愛知県南知多町にて開業
西重秀夫	大6.11.9	鹿児島	チ	22.8.30	(29)	120940	鹿児島県隼人保健所⇒国分市にて開業

氏名	生年月日	出身		登録日	(年齢)	番号	備考
浜中康蔵	明43.2.15	大阪	リ	22.9.1	(37)	120984	大阪府豊中市にて開業
清瀬好孝	明43.2.28	大分	リ	22.9.1	(37)	120985	大分県別府済生会病院
児玉巌	大6.9.17	広島	リ	22.9.1	(29)	120986	福岡県二日市市保健所⇒広島県三次市にて開業
加藤数馬	明44.3.5	岡山	チ	22.9.1	(36)	121184	岡山県倉敷市にて開業
玉田志郎	大7.2.17	山口	リ	22.9.20	(29)	121390	広島県広島鉄道病院⇒広島記念病院⇒山口県岩国市にて開業
隅田賀司	大10.3.18	愛媛	ホ	22.9.20	(26)	121392	北海道津軽町にて開業
森育郎	大3.2.8	鹿児島	チ	22.10.26	(33)	121650	日本郵船船医
丹羽己喜男	明40.11.1	東京	ハ	22.10.28	(39)	121860	愛知県藤岡町立診療所
佐藤四郎	明45.6.13	福島	リ	?	(35)	122041	静岡県焼津市にて開業
石川勝三郎	明42.10.11	千葉	リ	23.1.29	(38)	122196	千葉県富津市にて開業
野口滋行	大5.11.12	栃木	リ	23.2.2	(31)	122208	栃木県西方村にて開業⇒医療法人化(西方病院長)
添野喜代	大4.11.1	栃木	リ	23.3.1	(33)	122258	栃木県小山市にて開業
森田栄寿	明36.4.12	埼玉	リ	23.3.1	(44)	122259	東京都国立市にて開業
吉田条造	明42.8.13	大阪	リ	23.3.1	(38)	122260	大阪府日医国厚生病院⇒大川病院⇒西区にて開業
高桑仁	明42.8.3	東京	チ	23.3.1	(38)	122264	東京都実費診療所副所長⇒葛飾区にて開業
和田太一郎	明41.12.28	京都	ホ	23.4.19	(39)	122301	大阪市東淀川区にて開業
志方一美	大6.3.30	長崎	ホ	23.3.8	(30)	122302	長崎県平戸市国保中野診療所⇒佐世保市医療法人天神病院長
広崎大三郎	大3.2.18	石川	ホ	23.3.18	(34)	122304	石川県立小馬診療所長⇒小松市にて開業

氏名	生年月日	出身地	出身校	医籍登録 昭年月日	(年齢)	番号	就労先
黒宮 勇	大4.12.28	愛知	ホ	23.3.8	(32)	122306	愛知県豊橋保健所⇒静岡県浜松市にて開業
弘津武人	大2.4.15	山口	リ	23.3.8	(31)	122309	大分県大分市診療所⇒福栄村にて開業
丸野正夫	大4.12.19	和歌山	リ	23.3.8	(32)	122317	大阪市阿倍野区にて開業⇒北区にて開業
今園為盛	明41.12.28	鹿児島	リ	23.4.13	(39)	122363	東京都立衛生研究所⇒荒川区にて開業
長井大八	大8.8.10	鹿児島	リ	?	(28)	122376	東京都調布市にて開業
上原景行	大4.10.17	鹿児島	リ	23.5.8	(32)	122423	鹿児島県谷山市にて開業
篠原良之	明45.3.14	大阪	リ	23.5.8	(36)	122424	大阪市淀川区にて開業⇒吹田市にて開業
松岡 実	大元.11.23	茨城	リ	23.6.17	(35)	122435	栃木県真岡保健所
白井卯三郎	大4.6.25	大阪	リ	23.12.23	(33)	122954	大阪府泉南市にて開業⇒医療法人白井病院長
倉田 富	明32.9.11	山梨	ホ	23.12.23	(49)	122956	東京都成木村診療所所長⇒船医⇒立川病院⇒神奈川県鶴見診療所長
橋本見三	明40.11.2	広島	リ	24.1.20	(41)	122987	広島県高陽町にて開業
峰本正一	大2.3.29	北海道	ホ	24.1.24	(35)	123023	北海道室蘭通信診療所
金山金一	明44.9.11	北海道	ホ	24.1.29	(37)	123049	北海道札幌三井生命人個人病院⇒道立天売診療所長
藤田定男	大8.8.10	茨城	リ	24.3.1	(29)	123503	山梨県社保鰍沢病院部長⇒瑞穂町にて開業
杉本千代作	明41.3.1	福井	リ	24.6.1	(41)	124175	福井県福井保健所⇒福井市内にて開業
深谷勝美	大7.10.28	岐阜	ホ	24.8.25	(30)	124610	岐阜県福岡町にて開業
佐藤 保	大3.7.15	広島	ホ	24.8.22	(35)	124606	広島県福山市にて開業⇒尾道市小野産婦人科病院⇒松永市にて開業

酒井仁一	大 6. 4.30	大阪	リ	24. 9. 6	(32)	124953	大阪府鶴見橋病院→西成区にて開業
佐々木　栄	大 8.11.18	鹿児島	チ	24. 9. 6	(29)	124954	鹿児島県国立霧島病院→鹿児島市立病院→東京都立墨東病院→鹿児島県国分市にて開業
松村留次郎	大 5.12.12	島根	ハ	24. 9.15	(32)	125506	東京都済生会病院大崎診療所→品川区にて開業
熊井一夫	大 5. 5.27	東京	リ	24. 9.15	(33)	125508	東京都荒川区にて開業→大田区にて開業
新甫三郎	明42. 5.12	宮崎	ホ	24.10. 6	(40)	125827	福岡県福岡市原田医院→長崎県新所浦村にて開業→福岡県春日市にて開業
宮岡三千代	大 8. 2. 1	鹿児島	リ	24.10.15	(30)	125830	神奈川県逗子市福富医院→静岡県小笠部にて開業→神奈川県川崎市小倉診療所
佐藤惣市	明39. 5.31	福島	チ	24.10. 6	(43)	125869	東京都目黒区にて開業→福島県会津若松市にて開業
宇野知郎	大 4. 1. 1	宮崎	リ	24.11. 9	(44)	126017	大阪府布施市にて開業→大阪市都島区にて開業
福田寛治	大 4. 2.18	山口	ハ	25. 1.26	(34)	126242	山口県下関市立病院→山口県豊北町にて開業
野垣二男	大 3. 5.15	愛知	リ	25. 1.16	(35)	126243	三重県津市野垢病院
小倉静夫	大 4. 8.22	北海道	リ	25.―.―	(39)	126838	北海道札幌市東区にて開業
若松芳雄	明42. 7.22	山口	リ	25.―.―	(59)	128402	兵庫県神戸市長田区にて開業→大阪市にて開業
中村勘之助	明45. 5. 1	高知	ホ	25.―.―	(37)	128724	高知県立上主生診療所長田村→物部村にて開業
栗林弘栄	大13.10.15	佐賀	リ	25. 3.25	(25)	128755	大阪府門真市にて開業
後藤美男	大 9.10. 8	大分	ホ	25.12. 4	(30)	134121	神奈川県川崎市にて開業
高田恒弥	明41. 7.12	東京	リ	26. 2. 3	(42)	134844	千葉県にて開業→大和田病院

氏名	生年月日	出身地	出身校	医籍登録 昭年月日 (年齢)	番号	就労先
陣内喜代次	大7.1.5	佐賀	リ	26.2.14 (33)	134960	栃木県壬生町にて開業
今村末次	大6.4.1	福岡	リ	26.4.20 (34)	135460	秋田県由利郡、鹿角郡診療所長、鹿角郡にて開業
山本秋次	大9.9.5	愛知	ホ	26.7.20 (30)	135723	愛知県豊橋市にて開業→山本病院開設
税田太三	大8.7.1	福岡	リ	26.8.25 (32)	136001	宮崎県西川農協診療所長→都城市国保西岳診療所
白石正雄	大3.1.6	宮城	ハ	27.7.14 (38)	143030	宮城県角田市国保東根診療所
長谷川正二	大3.2.5	新潟	ハ	28.8.12 (39)	149510	京都府綾部市にて開業
田村有太郎	大8.3.29	長野	チ	28.8.12 (34)	149512	富山県入善町小摺戸診療所
築瀬舜造	大7.4.13	愛媛	チ	28.10.26 (35)	150990	山梨県増穂町にて開業
山口登	明45.6.28	東京	チ	28.11.17 (32)	151091	山口県光市国保診療所→東京都大田区にて開業→町田市にて開業
小島俊夫	明43.1.15	群馬	チ	28.11.17 (43)	151092	群馬県高崎市にて開業
弘田正登	明39.5.7	山口	チ	29.2.3 (37)	151391	山口県保健所
吉田靖	明44.8.10	静岡	ハ	29.9.24 (43)	153944	群馬県前橋市にて開業
杉田信夫	大3.2.11	長野	リ	30.2.17 (41)	154673	静岡県御殿場市にて開業
五十嵐徳義	大6.3.18	新潟	ホ	30.6.9 (38)	154720	東京都江東区にて開業
木村末雄	大5.11.3	佐賀	リ	35.12.3 (44)	174030	沖縄派遣医師団→佐賀県立橋原診療所
富野幾太郎	明45.1.21	長崎	チ	35.12.24 (47)	174056	沖縄派遣医師団→山口県祢布にて開業

出身校 ハ：哈爾浜開拓医学院、ホ：北安開拓医学院、チ：斉斉哈爾開拓医学院、リ：龍井開拓医学院

表IV-5　満州開拓医の日本医師免許取得状況・就労先（開拓医学院卒業者以外）（医籍登録番号順）

氏名	生年月日	出身地	医籍登録 昭年月日（年令）	番号	就労先
佐藤富雄	大4.10.31	山形	22.3.24 (31)	120561	山形県篠田病院→新潟県新潟鉄道診療所→埼玉県庁共済診療所
河郷甚八	大5.9.3	富山	22.8.4 (46)	120797	富山市民病院→富山市にて開業
畑　敏雄	明39.11.3	大分	24.1.20 (42)	122983	大分県日田町にて開業
近藤重次	明31.1.10	山梨	24.1.20 (51)	122984	東京都往原保健所→赤坂保健所→開業
前田参二一	明40.12.1	北海道	24.1.20 (41)	122987	北海道立阿寒湖診療所長
増田辰蔵	大5.1.29	長野	24.1.20 (32)	122993	愛知県田原町にて開業
木村長雄	明41.2.1	長野	24.1.24 (41)	123021	長野県川上村にて開業
菊池喜代治	明35.4.27	北海道	24.1.24 (47)	123024	北海道厚生診療所→稚内市にて開業
門間広美	大2.9.29	宮城	24.2.29 (35)	123047	岩手県東山病院診療所→花泉町にて開業→宮城県仙台市にて開業
湊　武雄	明43.6.15	北海道	24.1.29 (38)	123048	北海道室蘭市にて開業
藤家　章	明40.2.25	茨城	24.1.29 (41)	123050	千葉市中央保健所→兵庫県尼崎市にて開業
西川　鏡	明37.11.1	山梨	24.3.1 (44)	123423	東京都・亀有病院→東京都葛飾区にて開業
瀬戸玄次	明43.6.1	神奈川	24.3.1 (39)	123490	埼玉県所沢市にて開業
囲　芳実	大元.12.12	長崎	24.4.20 (36)	124063	長崎県諫早市にて開業

氏名	生年月日	出身地	医籍登録 昭年月日 (年令)	番号	就労先
小松熊治郎	明34.6.27	宮城	24.7 (48)	124247	岩手県気仙沼市にて開業⇒田野畑村にて開業⇒田野畑村国保診療所長
山口正博	明32.12.18	静岡	24.8.1 (49)	124322	静岡市にて開業⇒東京都渋谷区にて開業
川上常雄	明32.4.20	岡山	24.8.12 (50)	124375	岡山鉄道病院⇒岡山県吉永町にて開業⇒岡山市にて開業
平田武敏	明43.3.25	熊本	24.8.22 (39)	124604	千葉県関宿町国保本間ヶ瀬診療所長
亀井頼義	大3.2.5	高知	24.8.21 (35)	124611	高知県立玉水病院⇒高知市にて開業
小菅芳郎	大2.10.20	千葉	24.8.25 (45)	124612	神奈川県川崎市宮川病院⇒東京都大田区にて開業
杉森新蔵	明41.10.9	千葉	24.9.6 (40)	124955	千葉県木更津市にて開業
鈴木平治	明41.9.5	長野	24.9.6 (39)	124957	長野県飯山市にて開業
大浦誠次	大4.3.6	北海道	24.9.15 (34)	125115	北海道西神楽厚生診療所長⇒常広診療所長⇒北海道浦白村国保病院長⇒開業
神村　敏	—	—	24.9.15 (一)	125120	千葉県佐倉市国保和田診療所
松村留次郎	大5.12.12	島根	24.9.15 (32)	125506	東京都・大崎診療所⇒東京都品川区にて開業
久木良男	明38.6.15	石川	24.9.26 (44)	125513	福井県勝山市にて開業⇒石徹白村診療所
東山　昇	明28.1.2	高知	24.9.15 (54)	125750	高知県南国市にて開業
布施数年	明31.4.20	新潟	24.10.5 (49)	125828	新潟県大島保健所長⇒岐阜県河合村元田診療所
和田保治	明36.6.26	埼玉	24.10.5 (46)	125832	北海道普威子府村鉄道診療所

田中文治	大 3.6.5	長野	25.5.15	(35)	128478	長野県飯山保健所長⇒開業
野村茂義	明 27.1.29	高知	25.5.15	(56)	128479	高知県吉川村にて開業⇒高知市にて開業
大木貫一	明 45.2.6	千葉	25.2.6	(38)	128558	新潟県新潟鉄道病院内科⇒山形市立山寺診療所
古城猪徳	明 32.3.12	熊本	25.6.12	(51)	128638	熊本県植木町にて開業⇒熊本市にて開業
鈴木大四朗	明 26.8.18	富山	25.6.17	(55)	128684	富山県健保伏木病院⇒高岡市にて開業
駒木禄一	明 41.1.15	長崎	26.4.20	(43)	135461	大阪市都島区にて開業
篠崎圭計	大 2.10.20	静岡	26.4.25	(37)	135505	長野県南木曽村にて開業
豊原 炳	大 4.6.6	宮城	26.7.2	(36)	135722	岩手県・室根村国保診療所長⇒花村国保診療所長
川上猪鹿狼	明 36.6.30	北海道	26.8.26	(48)	136070	北海道立千栄診療所長⇒道立占冠診療所長
塚本太郎	大 2.6.6	岐阜	27.8.16	(29)	143563	岐阜県土岐市にて開業
千葉喜作	明 37.3.10	北海道	28.2.11	(48)	147792	北海道中川村にて開業⇒普江村道立稲田診療所⇒中川村共和診療所長
青木十己孝	大 7.10.20	高知	28.10.26	(35)	150968	高知県・奥屋内国保診療所長⇒開業
錦見秋成	大 2.11.29	愛知	28.10.26	(39)	150975	岐阜県近藤紡績津島工場診療所長⇒愛知県名古屋市南保健所予防課長⇒昭和区にて開業
中島龍一	明 37.11.4	島根	28.10.26	(48)	150980	島根県太田町にて開業
水戸庄蔵	明 37.11.25	北海道	29.10.12	(49)	151413	旭川赤十字血液センター
西満寿次	大 10.11.11	鹿児島	29.4.29	(33)	151631	―
伊藤健次	大 3.6.10	京都	29.9.24	(40)	153941	―
日名清三	大 11.1.1	岡山	29.9.24	(32)	153945	―

氏名	生年月日	出身地	医籍登録 昭和年月日 (年令)	番号	就労先
伊賀計三	大8.11.3	愛知	29.10.8 (34)	154132	―
千葉信治	大6.5.7	宮城	29.10.30 (37)	154255	岩手県大船渡市県立吉浜診療所→歌津村にて開業
原田 寛	明33.9.6	東京	29.12.3 (44)	154414	―
佐藤 汀	大元.10.6	福島	29.12.3 (38)	154430	東京都渋谷区にて開業⇒三鷹市にて開業
大須甫一	明29.9.10	広島	29.12.3 (58)	154431	山口県柳井市にて開業⇒広島県広島市にて開業
高橋広次	明43.4.13	福島	29.12.14 (44)	154441	―
橋本善一	明36.10.15	福島	30.8.27 (51)	156679	神奈川県横浜市鶴見区橋爪外科病院⇒港北区にて開業
平井征之	明38.10.29	岩手	31.4.2 (50)	158302	長野県飯山市にて開業
大家清光	明25.4.2	高知	34.1.12 (66)	167613	高知県春野村にて開業
加藤代助	明35.6.17	東京	― (53)	170884	船医⇒東京都三宅村阿古診療所
上村正喜	明34.7.20	高知	35.1.27 (59)	170937	高知県大川村立船戸診療所長
大家定幸	明36.6.15	高知	35.12.3 (57)	174034	徳島県西祖谷山村吉野川診療所
追泉元次	明33.1.31	山形	35.12.3 (60)	174021	山形県川西町国保玉庭第一診療所長⇒石巻市網地浜診療所長
柳 正義	明43.1.2	京都	36.1.18 (50)	174124	国立大阪病院外科・沖縄派遣医師団長⇒大阪府守口市にて開業⇒京都府八幡市にて開業
藤井菊蔵	明29.10.3	秋田	36.4.6 (50)	174269	秋田県男鹿市立船越診療所⇒秋田市にて開業
荻野恒男	明45.1.20	山形	36.4.13 (48)	174278	群馬県桐生市川島眼科病院

開拓医学院卒業者は 2 年間とは言え、短期間ながら医学教育を受けていた上に、歯科医師あるいは獣医師免許を有していた者も相当数含まれていたようである。一方、保健指導員は採用時、5 年以上医療機関などの勤務経験が要求されていただけで、2 カ月程度の医学教育（講習）しか受けていなかったためであろう。また、正確な数字ではないが、保健指導員（限地医）の内、日本の医師免許を取得できたのは 40 ～ 50% 程度である。

　なお、開拓医だけを対象としたことではないが、東京医科大学専門部は昭和 26 年 11 月 22 日から 27 年 11 月 30 日の間「特設研究科」を設置、外地引揚医の医師特例試験のための補習教育を行った。

［佳木斯医科大学在学生の動向］

　外地からの引揚学生の転校問題について、昭和 21 年 3 月、文部省は、引揚学徒の転校は口頭試問と健康診断だけとする。在学証明書、内申書のない場合、「本人信用」で入学させることとする方針を決め、大学、専門学校等の引揚学生にその志望学校の収容人員の 1 割を割り当てることとした。入学試験は 21 年 4 月、9 月、12 月、22 年 4 月、9 月の第 5 次転学試験まで行われた。原則、外地の在学年より 1 年下の学年に転入学された。

　佳木斯医科大学の同窓会記録（平成 13 年）では、4 期生 62 名、5 期生 63 名、6 期生の合計 175 名が医学専門学校に転学したと記載されている。昭和 53 年までの日本医籍録などで調査した結果では、転学卒業し、医師免許を取得した学生は、全体の半分以下ではないかと推察される。戦後の厳しい経済状況で医師への進路を断念した者も少なくなく、また、他の職種に転じた者も少なくなかったと考察される（表Ⅳ-6、7）。

表Ⅳ-6　佳木斯医科大学在学生の転学先・卒業年

学期(入学年) 入学数	第4期(昭和18) 97名	第5期(昭和19) 104名	第6期(昭和20) 94名	計
東大医専部		26年 2名	27年 1名	3名
京大医専部	24年 5名　26年 1名 25年 1名　27年 1名		27年 1名	9名
九大医専部			27年 1名	1名
東北大医専部		24年 1名　27年 2名 26年 1名		4名
北大医専部	24年 3名	25年 3名		6名
阪大医専部		26年 1名		1名
名大医専部	24年 2名 25年 1名	24年 1名 25年 1名		5名
岡山大医専部	24年 1名	26年 1名		2名
慶応大医専部			26年 2名	2名
慈恵医大医専部	23年 1名　26年 1名 24年 2名		26年 1名 28年 1名(医大)	6名
県立鹿児島医専	24年 1名	26年 1名	26年 1名	3名
官立前橋医専		26年 1名		1名
兵庫県立医専		29年 1名(医大)	29年 1名(医大)	2名
山口県立医専	24年 1名 25年 1名			2名
官立青森医専	23年 1名　26年 1名 24年 1名	24年 1名　26年 1名 25年 1名	26年 1名	7名
道立札幌医専		26年 1名		1名
奈良県立医専		26年 1名 28年 1名(医大)		2名
広島県立医専		26年 1名	28年 1名(医大)	2名
大阪高等医専		26年 1名		1名
岩手医専	24年 9名　26年 1名 25年 4名	25年 1名　27年 2名 26年 2名	26年 6名	25名
昭和医専	25年 2名 26年 1名	25年 4名 26年 1名	26年 2名	10名
九州高等医専	25年 3名 26年 2名	26年 1名		6名
順天堂医専		26年 2名	26年 1名	3名

(医大)：医科大学昇格後の卒業生

表Ⅳ-7　佳木斯医科大学在学生の転学先の卒業状況

学期（入学年） 入学数	第4期（昭和18） 97名	第5期（昭和19） 104名	第6期（昭和20） 94名
卒業年	23年　2名 24年　9名 25年　12名 26年　7名 27年　1名	24年　3名 25年　10名 26年　17名 27年　4名 28年　1名 29年　1名 30年　1名 31年　1名	26年　14名 27年　3名 28年　2名 29年　1名
計	31名	38名	20名
転学先不明	15名	1名	16名
医師免許取得者 （／入学数）	61名 （63％）	41名 （39％）	36名 （38％）
物故者 （昭和53年）	18名	27名	27名

2．満州開拓医の就労先

　開拓医は日本の医師免許を取得しても、就労先には乏しいという現実に晒された。

　最大の理由は、戦後の日本の医師過剰問題であった。戦時中・戦後の医師数の推移を図Ⅳ-2、表Ⅳ-8に示した。

　太平洋戦争開始前後から、日本国内では多数の医師が軍医に動員され、昭和16年の6万7,612人の医師数は19年には1万1,135人と16％に激減した。しかし、戦後、翌年21年には6万5,145人まで回復した。以後は、急速に増加し35年には10万3,131人まで激増した。①昭和19年、20年から21年にかけての5万4,010人増加は軍医として動員さ

表IV-8　免許取得資格の種類別にみた医師数の年次推移

年次	総数	大学卒業	官公私立(指定)医学専門学校卒業	外国学校卒業(試験を含む)	試験及第	奉職履歴	従来開業(師弟を含む)	限地開業	国家試験及第	昭和21年勅令第42号によるもの	不詳
昭20 (1945)	12,812	9,232	6,021	44	1,338	119	57	1	—	—	—
21 ('46)	65,145	27,209	31,567	615	5,246	219	100	169	—	—	—
22 ('47)	70,636	30,221	33,023	682	4,971		320		1,111	306	—
23 ('48)	72,522	30,464	34,822	482	4,322		183		1,967	279	—
24 ('49)	73,195	30,411	32,449	716	3,758		276		4,136	449	—
25 ('50)	76,446	29,549	31,638	63	3,238		47		11,062	611	238
26 ('51)	84,091	28,911	32,380	68	3,480		90		18,461	684	17
27 ('52)	85,374	27,762	31,698	68	3,254		76		21,656	669	191
28 ('53)	89,885	28,175	30,765	269	3,816		121		25,875	751	113

年次	総数	国家試験合格者	引揚医で銓衡による者	引揚医で試験合格者	大学卒で無試験の者	医専卒で無試験の者	外国の医学校卒又は外国の医師免許取得者で無試験の者	医師試験合格者	医師免許規則による者	その他の資格の者	不詳
昭29 (1954)	92,442	28,871	406	342	27,793	30,590	272	815	3,126	72	155
30 ('55)	94,563	31,540	406	361	27,717	30,393	247	708	3,053	43	93
31 ('56)	96,139	34,315	412	362	27,335	29,911	271	698	2,711	28	96
32 ('57)	96,268	37,251	414	364	27,095	29,579	249	644	2,532	43	97
33 ('58)	99,876	39,730	420	368	26,880	29,064	210	756	2,295	27	106
34 ('59)	101,449	42,392	408	383	26,506	28,689	253	694	2,034	21	69
35 ('60)	103,131	45,154	395	370	26,167	28,116	266	786	1,769	24	64

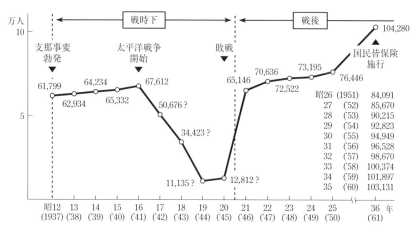

図Ⅳ-2　戦時中・戦後の日本（内地の）医師数の推移

れていた医師の復員、外地からの引揚医師による増加、②昭和21年から26年にかけての1万8,946人増加は、医学部・医大の定員増、戦争中の新設医専の卒業生による増加、によるものである。

　戦後の不況下、患者の医療機関への受診率は低く、生活難にあえぐ医師は少なくなかった。医師過剰問題の解消は、昭和36年の「国民皆保険の実施」まで待たなければならなかった。したがって、この時期、医

表Ⅳ-9　満州開拓医の日本医師免許取得後の就労先

	医師数	公的診療所（国保など）	保健所	開業	病院
	195	55（28%）	14（7%）	133（68%）	19（10%）
開拓医学院卒業生	138	29（21%）	9（7%）	103（75%）	12（9%）
開拓医学院卒業生以外	57	26（46%）	5（19%）	30（53%）	7（12%）

（重複あり）

師免許を取得した開拓医の就労先はきわめて厳しい状況であった。

　開拓医の日本医師免許取得後の就労先を表Ⅳ-9に示した。開拓医の多く（2／3）は最終的には開業の道を選択したが、大きな就労先は、国民健康保険診療所など公的診療所であった。他に、記しておかねばならないことは、沖縄医師派遣団、船医として勤務された先生方の記録である。

(1) 国保診療所

　無医村問題は戦前から、わが国の衛生行政上の課題であり、国民健康保険法の制定（昭和13年）前後からは、直営診療所の設置・増強による無医村の解消策が進められてきた。しかし、財政以上に医師不足の問題があり、十分な方策が困難なままに経過していた。戦後の医師過剰はこの問題の解決にきわめて有効であった。病院の医師ポストが少なく、開業資金に事欠いた引揚者である開拓医には、診療所に住居が用意されていたことも大きな就労先となった理由である。

　国保診療所などの公的診療所に勤務した開拓医は、全体では28％であるが、開拓医学院出身者の21％に比較して、出身以外は46％と多く、また、開業者は開拓医学院出身者の75％に比較して、出身以外は53％と低い。出身以外者の年齢が医学院出身者より高く、開業困難の事情があったのでないかと推されることである。

(2) 沖縄医師派遣団

　最後の引揚医師特例試験、昭和35年の合格者15名（夏期14名、秋期1名）は、沖縄の無医村地区の医療援助のため、日本政府より派遣されることとなり、36年1月22日白山丸にて横浜港より出発、28日那覇港に上陸、那覇で離島事情、医療行政の状況について説明を受けた後、2月上旬各地に赴任した。

　満州の開拓地、無医村の医療を担った開拓医に、沖縄の離島、無医村

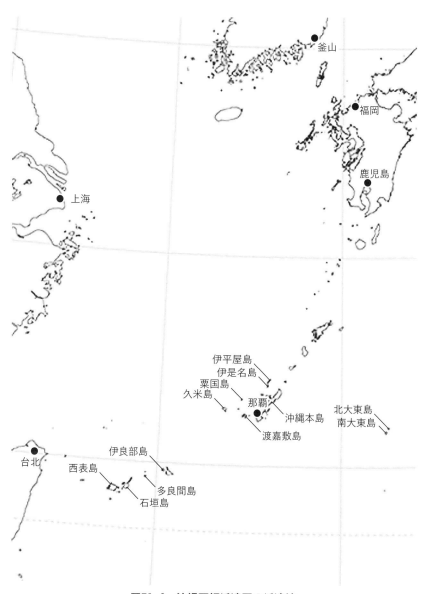

図Ⅳ- 3　沖縄医師派遣団の派遣地

の医療が期待されたことであった。

沖縄医師派遣団の派遣された琉球政府立診療所（図Ⅳ-3）と派遣医師

【沖縄諸島】

沖縄本島	国頭郡東村	平良診療所	内藤周治（家族）
	国頭郡国頭村	安田診療所	柟 正義（単身）
	中頭郡与那城村	宮城島診療所	永野信治（単身）
伊平屋島	伊平屋村伊平屋診療所		木村末雄（家族）
粟国島	粟国村粟国診療所		多田政一（家族）
久米島	仲里村比嘉診療所		中井利治（家族）
伊是名諸島	伊是名島伊是名村	伊是名診療所	加藤健治（家族）
慶良間諸島	渡嘉敷島渡嘉敷村	渡嘉敷診療所	宇治原草積（家族）

【大東諸島】

北大東島	北大東村北大東診療所		秋保誠吾（単身）
南大東島	南大東村南大東診療所		加藤重広（単身）

【先島諸島】

宮古列島	多良間島多良間村	多良間診療所	富野幾太郎（単身）
伊良部島	伊良部村伊良部診療所		望月晴夫（家族）
八重山列島	西表島竹富町	大原診療所	大石勝次（単身）
石垣島	大浜町伊原間診療所		山下静雄（単身）

（家族：家族同伴赴任、単身：単身赴任）

　派遣医師の資格は琉球政府嘱託、月給は140ドル（約5万円：物価換算30万円）、後、200ドル（物価換算：41万円）が支給された。

　診療所15カ所の内、8カ所は新設であったが、7カ所は既設の診療所で医師不足の沖縄では医介補*が所長を務めていた。当初は、派遣医と医介補とが協調しての地域医療の向上が期待されたが、多くの既設診療所では、派遣医と医介補の間で軋轢が生じてきた。伊平屋診療所では、

医介補の転勤で解決したが、南大東診療所の加藤医師は10月28日那覇空港より帰国の事態となった。多良間診療所の富野医師、渡嘉敷診療所の宇治原医師は、地区の医介補、村民からの誹謗中傷は人権問題とも言うべき事態を生じ、厚生省曽根田郁夫医務局医事課長が来島、米琉球政府との協議で富野医師は名護保健所に、宇治原医師は那覇保健所に転勤し、解決した。

　2カ年間の義務を果たした12名は昭和38年1月16日、那覇空港、那覇港、泊港から帰国の途についた。

　厚生省は、昭和38年も引続いての医師派遣を計画していたが、沖縄の米民政府、琉球政府との交渉が不調に終わり、沖縄医師派遣事業は、以後、中断した。派遣事業が中断した理由として、日本内地では、昭和36年4月国民皆保険が実施されて以降、医療需要が急速に拡大し、派遣医の選考が困難になってきたこともある。

　＊医介補：日本の敗戦後、沖縄には医師が約60名という状況から、米民政府が昭和26年に認めた医療職。正式には「介補」。米軍の沖縄占領直後の昭和20年、米海軍軍政府は「占領地域において免許を有する医者、歯科医者、薬剤師、看護婦、産婆、およびその他の者で、病気の治療、疾病の予防または薬剤の処方等に従事していた者は、追って命令があるまで従来どおりその業務を継続すること（布告第9号）」とした。当時、医療はすべて公営で、戦前医療機関で勤務していた経験者は、米軍の命令、医療関係者から勧誘されて、各市町村の診療所に勤務していた。「その他の者」には、具体的には、旧日本軍の衛生兵、医療施設勤務者、鍼灸師、代診、薬局生などが含まれていた。

　昭和25年7月、沖縄民政府の志喜屋孝信知事は、米軍政府司令官宛、「日本の外地から限地医師、限地歯科医師7名が沖縄に帰還したが、沖縄では医師として勤務できないので医師の助手として働いている。しかし、日本では外地限地医師登録された者に選考の上医籍登録がなされていることに鑑み、日本政府厚生省へ医師または歯科医師として登録できるように取り計らいたし」の要請を行った。しかし、8月、東京の連合軍総司令部から、日本の主権は沖縄には及んでいないことから日本政府の権限外のことであ

るとして拒否された。

　当時、沖縄群島では医師126名に対していわゆる「医師助手」が108名勤務しており、医療機関で重要な役割を果たしていた。「医師助手」の比率は総合病院で23.7%、地区病院で28.7%、特殊病院（らい療養所、精神病院、結核療養所）で47.1%、診療所で56.3%を占めていた。

　昭和26年5月、琉球列島米国民政府布告第43号により「医師助手廃止」とともに、資格審査の結果に基づいて「介補（Medical Service Men）」制度が設けられた。介補の資格は、以下に該当する者とされた。

①資格のある医師と共にその直接的監督および指導の下に少なくとも1年間医療上の訓練を受けた者。

②応急手当、患者の介抱、軽症患者の診療、軽少な外科的処置、簡単な医薬品および治療薬の投与ならびに処方、簡単な診断検査手技を含む訓練を受けた者。

③本布告まで引き続く3年間、いわゆる「医師助手」として従事していた者。

④本布告公布後は、正当な資格を有する医師または保健所長の監督の下で利用せられる者。

　該当者に対して、沖縄本島で医学講習会を実施した後、昭和26年8月10日、9月5日、11月28日の3回、介補認定試験が行われ、介補126名（奄美群島の30名を含む）、歯科介補35名（奄美群島の2名を含む）に対して許可証が交付された。44年7月介補登録者55名（奄美群島を除く）の職歴をみると、

①医療施設勤務者　28名

②医療施設勤務および日本軍関係機関勤務者　12名

③日本軍衛生兵　9名

④看護婦　1名

⑤鍼灸師　2名

⑥医療施設勤務および鍼灸マッサージ業　1名

⑦医療施設勤務なし　2名

　昭和28年12月、奄美群島は日本に返還され、介補30名は全員資格を失い転職・転業した。49〈1974〉年5月、沖縄は日本に返還されたが、「沖縄の復帰に伴う特別措置に関する法律（昭和46年法律第129号）による経過規定で介補制度は存続した。56年12月には介補登録者は35名に減少、

平成 20 年 10 月、うるま市（旧：与那城村）の最後の介補宮里善昌が廃業
し、介補制度は消滅した。宮里善昌の記録を基に、「ニセ医者と呼ばれて
—沖縄・最後の医介補」と題したテレビドラマが読売テレビによって制作
され、22 年 12 月 9 日 9 時〜 10 時 48 分、日本テレビ系で放映された。

［参考資料］

『戦後沖縄における米軍政府の保健医療政策の検証—とくに医介補制度を
中心として』平成 13 年度〜平成 15 年度科学研究費補助金（基盤研究（Ｃ）
（2）研究成果報告書（研究代表者：崎原 盛造）平成 16 年 3 月

（3）船医

　昭和 22 年 9 月、船員法改正（法律第 100 号）によって一定の船舶には
船医を乗り組ませることが義務付けられた。

　　法律第 100 号　　第 82 条（医師の乗組）

　船舶所有者は、遠洋区域を航行区域とする総トン数 5 千トン以上
の船舶又は遠洋区域若しくは近海区域を航行区域とする最大とう乗
人員百人以上の船舶に、医師を乗り組まさせねばならない。但し、
やむを得ない事由のある場合においては行政官廳の許可を受けたと
きは、期間を限ってこれを乗り組まさせなくともよい。

　船員法は、船員という職務の特殊性、①長時間陸上から孤立する。②
船外支援を受けられない。③動揺する船内で危険な作業を伴う。④労働
と生活が一致した 24 時間の就労体制、から、陸上労働者を対象とする「労
働基準法」（昭和 22 年 4 月 7 日制定法律第 49 号）よりはるか以前の明治
32 年に制定された労働保護法としては先駆的地位を占める法規であり、
昭和 22 年 9 月の船員法改正による「医師の乗組」はきわめて大きく評
価されることであった。当時は、該当するわが国の船舶数も少なく、船
医の補充にも大きな問題はなかった。しかし、海運業の復興、発展に伴
う船舶数の増加のため、船医の確保が問題となってきた。昭和 35 年の

表IV- 10　医師を乗り組ますべき船舶の範囲

船舶の種類	改正船員法の規定	改正船員法の規定	
商　　船	1　海洋区域または近海区域を航行区域とする総トン数 3,000 トン以上の船舶で最大とう載人員 100 人以上のもの 2　遠洋区域を航行区域とする命令の定める船舶で主務大臣の指定する航路に就航するもの	1　移民船……………5 隻 2　その他の旅客船‥‥3 隻 1　西アフリカ、印度・パキスタン、ペルシャ湾に航行する定期船……49 隻 2　上の航路に準ずる三国間航路に従事する船舶………………4 隻 3　ペルシャ湾に航行する油槽船…………68 隻	計 129 隻
漁　　船	3　命令の定める母船式漁業に従事する漁船	1　3,000 総トン以上の母船………………39 隻 2　3,000 総トン未満で最大とう載人員 100 人以上の母船…………5 隻	44 隻
備考	国内各港間を航海する船舶および日本近海のみ航海する船舶を除いた。	総　　計　　173 隻	

（「海上輸送の現況」運輸省海運局調—昭和 36 年 6 月の資料より収録）

調査では、50 歳以上の船医が全体の 39％におよび、また 1 年間の就退職率（調査人員 416 人の内、就職 311 人、退職 288 人）からみて、100 人程度が船医として定着している状況となってきた。

また、昭和 22 年の船員法の規定にも問題が含まれていた。

①船医の乗組を必要とした船舶は商船に限られ、長時間遠洋に出漁する母船式漁業の母船を含めて、漁船には適用がなかった。

②近海区域以上を航行区域とする最大とう乗人員百人以上の船舶（客船）が規制の対象であったため、八丈島や沖縄航路の客船が船医を必要とし、また、貨物船でも 5 千トン以上であれば、台湾、ナホトカ航路の短距離でも船医を必要とする、などであった。

昭和 34 年 7 月から 4 回にわたる船員中央労働委員会からの答申を受

けて、船員法の改正が審議され、海運企業の国際競争力の強化をも念頭
に「医師制度の改正と衛生管理者制度の創設」を柱とする船員法の改正
（昭和37年5月12日法律第130号）が行われた。

　衛生管理者については、昭和37年8月13日運輸省令第43号「船舶
に乗り組む医師および衛生管理者に関する省令」に規定された。

　船舶衛生管理者は、船舶所有者が、衛生管理者適任証書の交付を受け
ている者の中から選任する。但しやむを得ない事由（航行中の事故、疾病）
により船員の中に業務遂行可能な適任者がいなくなった場合、運輸大臣
の許可を得た上で、資格を有していない者を選任することができると規
定されている。運輸大臣から衛生管理者適任証書の交付を受けるには、
大臣が執行する「船舶に乗り組む衛生管理者試験」に合格するか、大臣
がこれと同等以上の知識・技能を有すると認定する必要がある。また、
5年毎の再講習を受ける必要がある。

　昭和36年6月、改正法後の医師を乗り組ますべき船舶の範囲につい
ては、表Ⅳ−10のような試算が行われており、従来の約500隻が173隻
にと327隻を縮小され、300名以上の船医が失職することとなった。

　昭和35年1月医師免許を得て、飯野海運昌島丸、幹島丸に乗船、欧
米航路の船医生活を続けてきた加藤代助医師は、「船医の廃止について」
と題して、『蘭香』38年5月号に以下のように寄稿している。

　　船医生活も船員法が改正され愈々終りを告げる時がきました。船
　員に替るに衛生管理者を以てする法案も可決してから既に6カ月を
　経過しましたが、衛生管理者の養成が間に合わず、今まで船医であっ
　た者はここ当分の間は引き続き乗っていられるようです。然し余年
　幾何もなく時間の問題となりました。
　　時代に逆行するような法案がどうしてこうも簡単に議会を通過し
　たのでしょうか。日本医師会もこの法案通過には余り力を入れて反

対していないようです。一般船員はこの法案に絶対反対なのですが、肝心な全日本船員を代表する組合がこれに賛成している事実には全く解せないことです。

　原因は船主側の経済的理由？　船医の補給困難の故？　そのどちらかでしょう？

　前者は意義がないようです。なんとなら船医と衛生管理者では給与の差はありますが、衛生管理者は保険が扱えないから無償で投薬しなければならないし、それよりも船員の精神的不安は深刻で、それ程重症でなくとも外地で病気になれば、陸に上がって治療又は入院するようになり、寧ろ経済的にはマイナス面が多いと思うのです。

　後者になると、実際に船主側は船医の補給にきゅうきゅうで補給がつかないとその間出港ができないのですから、船員法の改正を希うのも無理がないのです。船主側は船医の補給にはあらゆる手段を講じ、医学雑誌は勿論学校の教室方面にまで手を回し、教授達に依頼し、たとえ一航海でも臨時に乗って貰うという現状です、こんな状態でも今迄はどうにか間に合っていたのですが、臨時に乗船する医師は無理に乗せられると言うような形ですから責任感がなく、兎角放漫なやり方です。

　それはそれで、船医が乗らないと言うことは、船員としては無医村の村民以上に不安感を持つことは当然です。にも拘わらず全日本船員を代表する日本海員組合が全船員の意志を無視して、今度の改正法案に賛成し船員を説得しているのはどういうわけでしょう。組合幹部は船が港に入ると訪船し、「船医は乗らない方が、船員自身健康に注意するからいいのだ」と、理屈にならない理由で説得しています。

　組合が船医を故意に誹謗し改正案に積極的に賛成する理由は大体左記の如くですが、医師としても反省しなければならない節もあるようです。第一に船医は一般的に一時腰掛けが多く、長続きしない。又我儘で自ら航路をえらび、行きたくない航路には乗らない。船医

の希望者が尠いため、会社でも仕方なく希望を通しているのが実情です。次に船医は老医とインターンに毛の生えた程度の医師ばかりで、働き盛りの壮年医は乗らないというのも一つの理由です。又船医は仕事に熱意がなく衛生管理は殆んどやらない。これからは予防医学だから衛生管理者の方が進歩的で、治療医学の必要性は少いと言う。

　又長年乗っている船医は医学的進歩がなく時代に添わないと言っています。この点は確かでしょう。だからと言って衛生管理者より退歩しているとは見えませんが、私の目で見た所でも大部分の船医はズボラです。

　戦後の日本船は移民船を除いて客船はなく、全部が貨物船とタンカーで助手や看護婦が乗っていないため、勢い医務室内の雑用から事務関係まで一人でやらなければならないので、看護婦を使いつけている人は煩わしいので投げやりがちです。甚だしいのは会社の迷惑など意に解せず、航海途中で下船する人さえあるのです。

　その極端な例では船が本土を出帆しアフリカに向って航行中船酔だと称して寝込んでしまい、船がケープタウンに着くと皆の止めるのをきかず、無理矢理に下船してしまった。船長は困って本社に打電し交替の船医を空輸しやっと出港したと言うのです。その間数日港にストップし莫大な損害を会社に与え、乗組員のひんしゅくを買ったことは勿論です。因に船酔は大概4、5日で治るものです。又1万トン級の船は1日港に停泊する費用は70〜80万円とのこと、その他色々と船医を非難していますが、一、二の例を以って全船医を律することは勿論誤りです。いずれにしても船員は船医の乗らないより乗っていた方がよいので、それを一般船員の意に反して組合幹部が横車を押し通している影には何か隠されたことがあるのではと疑わざるを得ません。

　こんどの改正案で日本船の船医300名余りが職場を失う訳ですが、気の毒なのはむしろ船員です。太平洋上で時化、一時に三名が

縫合をする程の怪我人が出たことがありますが。今後、これらはどうするでしょうか。

　衛生管理者も初めの方針では医学に知識のある歯科医師、獣医師、外地の医師、看護婦などを専任するはずでしたが、人員削減のため航海士あたりを3カ月程講習させ衛生管理者の資格を与えて本船の傍ら兼務させるとのことですから思いやられます。

開拓医から船医生活を送った方々の正確な記録はないが、加藤代助医師の他、竹葉善松、杉野豊一（照国海運）、砂田富一（日本油槽船）、福永勉、黒崎光治、倉田富（ジャパンライン）、鈴木恵助、戸塚平一、藤田尚良、宮武利明、山田吉之助（第一中央汽船）、畑野高衛、森育郎（日本郵船）の各医師の船医歴は確認されている。

3．満州開拓医の戦中・戦後

開拓医と呼ばれた医師達の手記から、戦中、戦後に先生方が辿った道の紹介を行っておきたい。

• 亀井頼義　高知県高岡郡仁淀村出身。大正3年2月生。

　昭和10年1月看護兵として高知陸軍病院入隊、12年7月満期除隊、12年8月第11師団野戦病院に応召、中支那方面で勤務、13年4月召集解除、7月満州拓殖公社嘱託看護員として渡満、満州義勇隊鉄嶺訓練所病院勤務、14年6月北安省海倫県三井義勇隊訓練隊診療所勤務。16年9月満州国限地医師免許証下付、三井義勇隊開拓団診療所長、18年10月開拓保健団診療所長、19年4月北安省慶安県横泰開拓団保健団診療所長、20年7月満州国間島第15267部隊に応召、終戦。ソ連に抑留の後、22年1月ナホトカ集結、舞鶴上陸、22年10月高知県高岡郡仁淀村に帰る。妻は、横泰開拓団とともに脱出したが、長女（4歳）、次女（3歳）、三女（0歳）を失い、昭和21年10

月胡蘆島に集結、11 月博多に上陸、高知県高岡郡仁淀村に帰ってい
た。

　昭和 22 年 12 月高知県衛生部防疫事務嘱託、予防課勤務、23 年 3
月環境衛生技師公衆衛生課勤務、24 年 1 月 24 日より 3 月 19 日まで
306 時間医学研修会を東京医大で受講、7 月医師国家試験予備試験合
格、8 月医籍登録 124611 号（35 歳）、27 年 7 月高知市にて開業（掘
詰診療所）。平成 17 年 3 月逝去（91 歳）。（黄塵（1）：13 〜 14、昭 33）

- 追泉元次　山形県出身。明治 33 年 1 月生。

　海軍衛生兵、病院助手を経て、昭和 15 年 5 月浜口省葦河県長崗義
勇隊開拓団診療所長。原住民の信用も出来て、診療所近傍には露満
鮮人の県内第二の人口 1 万余の部落あり、又点々として満鮮系の開
拓部落も多く、殊に吾等の開拓団は、ハルピン、牡丹江を結ぶ浜綏
線の略中央のヤブロニー駅よりの支線 95 キロの森林鉄道を入ること
30 キロの地点に開拓団を新設したのでその鉄道沿線の住民までの健
康衛生に勤めていたので、多忙の日々であった。

　敗戦後、引揚に際しては部落民より帰ってはならぬと、露兵が今
真近まで寄せてきたので先生も身の上に危害があってはならぬと懇
意の満人が満服を持って来て着替えて私の家に来てくれと涙を流し
てくれた。私はそれに従うことは出来なかった。引揚前夜まで部落
民の往診やら挨拶廻りをやった。その開拓団を立つまでは満系の警
察が警備団が守ってくれたので実に平穏であった。

　団員の婦女子を引き連れてのハルピンまでの道中は幾多の苦難を
続けたが、筆舌に表しかねます。ハルピンに着いた時は百七、八十
名の難民となっていました。

　家族は四平市に子女教育のため住まっていたので、一人四平市に
向い 11 月 1 日家族と無事会うことができました。四平市には当時既
に 4 万余の難民の収容がありました。八路軍の調査にて日本人医師
90 余名があることが知られ、13 名残し、他は全部連れて行ったので

した。

　幸いにも私は難民の為によく医療をやって呉れているとの理由で13名中の一員に加わって居りました。私は少しばかりの拙い露満語が物を言うたので最後にはやはり八路軍の野戦病院に約3週間程働かされましたが、日本人医としての隊長を命ぜられ、八路軍のボーイまで付けて呉れ、食糧も又手当まで貰い、八路軍軍医中佐の腕章を付けて呉れたので、四平市の約7カ月間は難民は勿論露満人の家族までも往診を依頼され相当に収入もあり、生活には何の苦痛も感じなかった。先生は山形県人であるなどと同県人からの救を求められたことも数多かった。

　四平市を引き揚げる時は、2町内約2,500名の医療隊長として21年7月24日舞鶴港に上陸しました。引揚道中の苦労は数多くありますが、21年8月17日故郷に帰りました。里の老母や兄弟が私達の乞食同様な姿を見て、死んだと思ったのにと泣いて迎えて呉れました。早速県当局に報告挨拶に参りまして、県の暖かい斡旋により県内赤湯保健所の職員に採用になり、11月病院勤務となりました。その後、病気療養。引揚医師特例試験2回受験、一部学説はいずれも合格したが、二部臨床は2回失敗、28年予備試験は一部、二部とも合格、35年秋の国家試験合格、12月3日医師免許取得（174021号、60歳）、12月山形県川西町国保玉庭第一診療所長、38年12月石巻市網地浜診療所長。昭和57年7月逝去（82歳）。（黄塵（2）：64～67、昭34）

• 大家定幸　高知県長岡郡大豊村出身。明治36年6月生。

　昭和15年第1回開拓団保健指導員試験を広島で受験。満州移住協会の内原訓練所での講習、渡満、満州医大で3カ月の講習の後、北安省綏稜県四国開拓団、18年10月開拓保健団興安総省阿栄旗高北開拓団、21年札蘭屯より、斉斉哈爾、哈爾浜、新京、奉天を経て、胡蘆島より21年佐世保上陸。35年12月（57歳）医師免許取得、徳

島県三好郡西祖谷山村吉野川診療所勤務。平成 14 年 6 月逝去(99 歳)。

・ 木村長雄　長野県南佐久郡川上村出身。明治 41 年 2 月生。

　昭和 15 年 9 月厚生省施行の開拓地医師試験合格、11 月渡満、奉天市立病院を宿舎として満州医大に通学、また、満州国赤十字奉天病院、奉天市立産婦人科病院にて臨床実習、16 年 4 月吉林省舒蘭県四家房大日向村開拓団、大日向診療所長、18 年 4 月開拓保健団設立とともに、保健団診療所長として勤務。20 年 8 月 15 日、終戦の放送が終わるや否や大日向村全域にわたる暴民による大小幾多の襲撃が開始された。

　連日連夜大日向村各部落（全部で十部落程あったと思う）は襲撃が繰り返され本部より救援隊を繰出して開拓民の保護に全力をつくしたが遂に昭和 20 年 9 月 9 日呪うべき一大惨事が勃発したのである。暴民は凡そ 5 千有余人、駛車数十台を用意して一大襲撃が大日向村全部落に亘り加えられたのである。嗚呼此の日此の時こそ満州開拓の先駆者として全国開拓民から羨望の的となり映画にまで謳はれた大日向も遂に全く支離滅裂の状態につき落されたのである。大日向村民の財産は勿論着ている衣服まで剥ぎとり全く丸裸となるまでの暴情極まる略奪が行われ生命の保証など全然顧みられず只「生か死か」の一大死斗が展開されたのである。……この死斗は一連の波状を以て 9 月 9 日から 20 日迄続いたのであるが、その間 9 月 17 日ソ連軍（監獄部隊）が侵入してからは全員は機関銃座の前に立たされ遂に全く力つき打ちのめされて敢なく屈服、大日向村に集結中の日本人約 1500 名は二隊に別れてこの地を追い出されたのである。私はその一隊 750 人を引き連れて何の当てもなく永住の地と定めた懐かしの大日向村を後にそこを脱出したのである。

　哈爾浜、新京、奉天、北大営、胡蘆島と苦難の 2 年余を生き抜き、昭和 22 年 1 月博多上陸、11 月長野県川上村に帰国。川上村診療所勤務、引揚医師国家試験合格、24 年 1 月医師免許取得（123024 号、

41 歳)、3 月川上村にて開業。（黄塵（1）：18 ～ 22、昭 33）

• 羽鳥正邦　茨城県出身。大正 5 年 3 月生。

　昭和 15 年 3 月公衆衛生院で行われた拓務省の満州国開拓保健指導員試験合格。内原の幹部訓練所での訓練を受け渡満、奉天の満州医大での講習の後、北安省冷家店開拓団勤務、16 年診療所所長、18 年 4 月北安開拓医学院入学、20 年 3 月卒。北安省埼玉村に赴任決定。7 月 20 日召集、敗戦、ソ連軍に武装解除され、連行され、黒河から黒竜江を徒歩で渡り、ブラゴェチェンスク近郊の産炭地の捕虜収容所医務室勤務、22 年 4 月舞鶴上陸。

　昭和 22 年 7 月引揚医師試験合格、8 月医師免許取得（120796 号、31 歳）、茨城県にて開業。仙台赤十字病院にて外科修練の後、産婦人科に転向、日大産婦人科にて修練、32 年 1 月東京都豊島区池袋にて開業、かたわら、東京医大法医学教室入室、34 年 2 月、「外傷性脂肪塞栓の関する研究」により医博。（黄塵（2）：7 ～ 14、昭 34）

• 湊　武雄　北海道室蘭市出身。明治 43 年 6 月生。

　室蘭市日本製鉱所病院細菌検査室に勤務中、台湾或いは朝鮮の医師たらんと試験を受けるため勉強中、たまたま満州開拓団保健指導員の広告を見て応募。昭和 15 年 11 月渡満、浜江省五常県大平川開拓団診療所、19 年 2 月第 1 回現地召集にて衛生部隊勤務、20 年 2 月病気のため内地送還、4 月召集解除。7 月室蘭市立病院勤務、23 年 11 月第 1 回引揚医師特例試験合格、24 年 1 月医師免許取得（123048 号、38 歳）、25 年 4 月内科小児科開業、60 年 6 月逝去（75 歳）。（黄塵（1）：67 ～ 69、昭 33）

• 加藤代助　東京都南多摩郡町田町出身。明治 35 年 6 月生。

　昭和 16 年 2 月北安省通北県埼玉村開拓団勤務、11 月開拓団採用、17 年 4 月間島省安図県大甸子新川開拓団勤務。終戦、安図県日本人

民会長、間島省日本技術者協会安図県支部長、大匍子の個人診療所
開設、収入をもって開拓団応召者家族 33 家族 100 人の生計維持、中
共軍に留用され、21 年 9 月安図県立病院勤務、28 年 9 月引揚・帰国。
医師国家試験に再三失敗、34 年医師免許取得（170884 号、53 歳）、船
医、八丈島国保診療所勤務。（黄塵（1）：12 ～ 13、昭 33）

• 小松熊治郎　宮城県気仙沼市出身。明治 34 年 6 月生。

　昭和 18 年 3 月開拓団採用、6 月開拓保健団主事兼興安総省布特哈
旗十津川開拓団診療所長、10 月哈爾浜医大及指導員訓練所において
医療錬成講習修了、20 年 8 月 13 日現地召集、15 日敗戦、17 日召集
解除。札蘭屯に避難、医療部長として一般避難民の救済診療に従事、
11 月斉斉哈爾、日本人会第一救済医院勤務、21 年 8 月斉斉哈爾発、
10 月 17 日広島・大竹港着。帰国後、座薬作り、製塩にて生計維持、
23 年 6 月国立東京第二病院における引揚医師補習教育修了、23 年 9
月医師国家試験予備試験合格、24 年 7 月医師免許取得（124247 号、
48 歳）、8 月気仙沼で開業、27 年 2 月岩手県田野畑村にて開業、41
年国保田野畑診療所所長（初代）、42 年退職、気仙沼に引退。（黄塵（1）：
26 ～ 27、昭 33）

• 千葉喜作　北海道上川郡和寒村出身。明治 37 年 3 月生。

　昭和 18 年 5 月開拓保健団採用。北安省徳都県南陽伊那富開拓団診
療所、20 年 7 月 22 日召集、哈爾浜部隊入隊。戦後、ソ連領に抑留、
22 年 11 月ナホトカ港発、函館に上陸帰国。

　帰国後、母は倒れ、妊娠中の妻が分娩した子供は死亡、開拓団員
十数人とともに青酸カリで自決との報を聞く。

　昭和 22 年 12 月北大附属病院精神科副看護長、23 年 2 月函館市立
柏木病院看護長技師、27 年 12 月医師国家試験合格、28 年 2 月医師
免許取得（147792 号、48 歳）、28 年北海道中川郡中川村にて開業、市
立柏木病院、寿町にて開業、30 年道立共和診療所勤務。（黄塵（1）：

42 〜 44、昭 33)

● 志野甚五郎　奈良県北葛城郡高田町出身。明治 32 年 7 月生。

　昭和 20 年 7 月開拓保健団採用、渡満、奉天省新民県芦北診療所長、8 月 12 日満州赤十字社医官。敗戦後、朝鮮全羅南道鎮南浦の地区疎開者救護、帰国。奈良家庭裁判所事務官補（少年保護司）、調査官補、29 年 10 月退職。10 月医師国家試験予備試験合格、奈良医大附属病院にてインターン修了、医師国家試験を 3 回受験したが、不合格に終わる。（黄塵（1）：30 〜 31、昭 33)

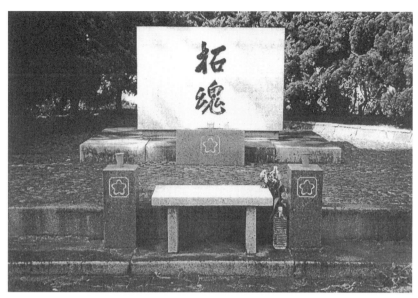

満州開拓殉難者之碑 （拓魂公苑）

満州開拓殉難者之碑建設の由来

　この碑は、満蒙の荒野に無残に散った八万の開拓者と、その人々を守りつつ自らも逝った関係者多数の御霊が合祀してあります

　昭和7年（1932年）はじめられた、満洲の開拓事業は、満蒙の天地に世界に、比類なき民族協和の平和村建設と、祖国の防衛という高い日本民族の理想を実現するために、重大国策として、時の政府により行われたものであります

　凍土をおこし黒土を耕し、三十万の開拓農民は、日夜祖国の運命を想いながら黙々と開拓の鍬を振るいました

　然し、その理想の達せられんとした昭和20年の夏、思わざる祖国の敗戦により、血と汗の建設は一瞬にして崩れ去り、八万余の拓土と関係者は、満蒙の夏草の中に露と消えていきました

　そして、そこには、未だ一輪の花も供えられたことはないのです

　ここに同志相図り、水清きこの多摩川の丘に一碑を建てて、祖国と民族のために、雄々しく不屈の開拓を戦い抜き、そして散っていった亡きこれらの人々の御霊をお祀りするとともに、再びかかる悲しみのおこることなき世界の平和の実現を、心からお祈りせんとするものです

　昭和三十八年八月

　建設委員長　安井謙

東京都多摩市連光寺に所在。昭和38年8月、社団法人全国拓友協会によって建立。その後、碑を取り巻くように、関係者それぞれ在満当時所属していた開拓団ごとの団碑の建立が行われ、50年には「拓務省派遣開拓医師団慰霊碑」が建立され、総数173基に及んでいる。平成13年3月東京都に移管され、公園とともに管理されている。

おわりに

「満州国」は、昭和7（1932）年3月1日に建国宣言が行われ、20（1945）年8月18日に崩壊しました。13年5カ月の短命国家でした。最初の「満州移民（開拓団）」は、8（1933）年3月に開始され、20年8月、11年5カ月で崩壊しました。「満州開拓団保健指導員（満州開拓医）」制度は、14（1939）年に発足し、20年8月に瓦解しました。6年間の存在でした。敗戦以来、令和3（2021）年の今日まで、戦争なく過ぎた75年を考えると、歴史というには、あまりにも短い時間の間に起こった悲劇的な一連の経過でした。

この悲劇を避けることはできなかったか、予測できなかったかが問われることです。当時の日ソ関係を考えると当然、予測できたことです。

しかし、素直に考えてみると「開拓団の人々は満州での豊かな暮らしを夢見て」、「開拓医の先生方は満洲へ行けば医師になれる希望が叶えられる」から満州を目指しました。いずれの時代もいずれの国の政府も国民に豊かな暮らしを約束することが責務であることに変わりはないことです。満州開拓をめぐる悲劇も、関東軍、日本帝国だけが、その責を問われることでもないことだと考えます。

満州の悲劇の直接は「日ソ中立条約を破棄してのソ連軍の進攻」ですが、根本は、日露戦争（明治37〈1904〉〜38〈1905〉）前後からの中国市場をめぐる「日米の争い」が、支那事変（日中戦争）、大東亜戦争（太平洋戦争）と拡大して行ったことにあります。戦争は米国の完勝で終結しました。満州事変（昭和6〈1931〉年）以来、90年の今、「米中関係の悪化」は世界の大きな課題となっています。本年（2021年）6月の第47回先進国首脳会議において「自由で開かれたインド太平洋構想」の宣言が米国の主導で採択されました。私にとっては、明治32（1899）年、米国へ

イ国務長官が、英、独、仏、伊、白、日本に送付した中国市場をめぐる「商業上の門戸開放政策に関する宣言」を連想せざるを得ませんでした。

　大国の狭間のなかで生存を図らねばならないわが国において、76 年前の「満州の悲劇」を再認識することは、日米関係、日中関係の在り方、未来を考える上での重要な教材であると考えています。

　満州における医学教育関係者、開拓医の先生方の消息調査において、御協力いただいた全国各地の医学部同窓会、医師会各位に感謝いたします。

　また、本書刊行に当っては、公益財団法人京都健康管理研究会各位の御支援を頂いたことを記させて頂きます。

　　　2021 年 10 月

　　　　　　　　　　　　　　　　　　　　　　　　泉　孝英

【事項索引】

〔ア行〕

医介補　108
医師過剰問題　103
移民事業崩壊期　23
移民保護規則　5
移民保護法　5
援蒋ルート　3
大日向村　19, 119
沖縄医師派遣団　106
乙種移民　18

〔カ行〕

開拓医学生　40
開拓青少年義勇軍　21
開拓団法　12
開拓物故者を偲ぶ歌　80
開拓保健団　28, 36
開拓保健団同志会　82
外地引揚医師問題　81
関東軍　8
関東州租借地　1
関東都督府　7
救農議会　14
錦州省立光州医学院　54
来民開拓団　19
興安省立医学院　54
甲種移民　18
黄塵　44
国保診療所　106
国立佳木斯医科大学　51, 54

国立新京医科大学　51
国立哈爾浜医科大学　51

〔サ行〕

三大国策　10
集合開拓団　30
集団開拓団　30
試験移民期　14
死の十字架　3
佳木斯医科大学在学生　103
盛京医科大学　53
赤十字病院　30
船医　111

〔タ行〕

対華21カ条要求　1
大東亜省　36
大陸帰化開拓団　23
拓務省　8, 36, 38
斉斉哈爾開拓医学院　70
千振村　15
中華民国　1, 8
徴兵年齢　21
天理村　17
東亜勧業　15
東安省立医学院　54
東北行政委員会　8
土龍山事件　15
屯墾病　28

128

〔ナ行〕

日米紳士協約　　6
日露戦争　　1
日ソ中立条約　　1
日ソ中立条約締結　　77

〔ハ行〕

排日移民法　　6
哈爾浜開拓医学院　　66
武装移民　　8, 14
部落問題　　19
ブラジル移民　　6
分散開拓団　　30
米国移民　　6
報国農場　　22
北安開拓医学院　　69
北辺振興計画　　10
本格移民期　　18

〔マ行〕

満州医科大学　　50
満州移民熱　　9
満州開拓医　　36
満州開拓殉難者之碑　　123

満州開拓政策基本要綱　　6, 10
満州開拓団保健指導員　　36, 75
満州開拓難民の歌　　80
満州開発産業五カ年計画　　9
満州国医師試験　　74
満州国立開拓医学院　　43, 53, 62
満州国立佳木斯医科大学　　43
満州国立満州国軍医学校　　54
満州事変　　1
満州拓殖公社　　15, 21, 28
満洲引揚医師同志会　　82
満鉄病院　　30
満鉄附属地　　7
南満州鉄道　　7
民間の移民事業　　16

〔ヤ・ラ行〕

弥栄村　　15, 55
蘭香　　44, 82
蘭仁　　79, 82
蘭仁会　　82
龍井開拓医学院　　72
琉球政府立診療所　　108
留用者　　79

【人名索引】

〔ア行〕

會田勘二　　60
青木　繁　　42
青木十己孝　　99
青木正敏　　41

赤木五郎　　60
秋貞泰輔　　61
秋保誠吾　　108
阿久津寅雄　　90
浅利　茂　　91
足達太郎　　22

足立春雄　　73

足立良一　　41

渥美直吉　　74

有海秀夫　　41

伊賀計三　　100

五十嵐徳義　　96

生田正勝　　73

池田時也　　42

池田満州男　　42

伊崎輝雄　　92

伊澤彦次郎　　42

石川勝三郎　　93

石田公俊　　41

石田庫保　　91

石田謙一　　41

泉　孝英　　54

井手佐武郎　　41

伊藤賀祐　　60

伊藤健次　　99

伊藤常秋　　42

伊藤好男　　41

犬養毅　　19

井上準之助　　19

衣袋久治　　92

井之川善雄　　68

今園為盛　　94

今別府眞市　　42

今村匡平　　42

今村末次　　96

岩崎勝人　　42

岩崎旺太郎　　42

岩重　56

岩田　茂　　55, 58

岩淵七郎　　41

岩間幹男　　70

岩山国明　　90

上杉正見　　42

上原景行　　94

上村大治郎　　89

植村秀一　　66

上村正喜　　100

文　鐘煥　　42

宇治原草積　　108

牛山昌三　　42

内木　清　　28

内田勝利　　90

内田三郎　　90

内田揚一　　41

宇野知郎　　95

浦郷高雄　　42

宇留野勝弥　　28, 44, 45

エィミー・ツジモト　　17

江上正基　　91

江口平八　　92

衛藤豊典　　59

江夏由樹　　20

追泉元次　　100, 117

大石勝次　　108

大植　仁　　91

大浦誠次　　98

大神平六　　91

大木貫一　　99

大島好四郎　　41

大須甫一　　100

太田舜二　　42

太田義英　　42

大橋博喜　　42

大家清光　　100

大家定幸　　100, 118

大脇　栄　　91

岡田義武　　42

沖田昌雪　　58

荻野恒男　　100
沖野義男　　90
奥村泰造　　42
小倉静夫　　95
小黒忠郎　　42
小田玄明　　42
小田原　健　41
小野寺勝男　89
折居一雄　　72

〔カ行〕

賀川豊彦　　23
柿崎長蔵　　70
囲　芳実　　97
柏谷哲郎　　91
勝　安　42
加藤数馬　　93
加藤健治　　108
加藤重広　　108
加藤代助　　100, 113, 120
加藤聖文　　24
金井清志　　62
金山金一　　94
金田英夫　　42
鎌田富雄　　92
紙野圭三　　73
神村　敏　　98
神谷昭典　　45, 54
亀井頼義　　98, 116
軽部茂則　　42
川上猪鹿狼　99
川上常雄　　98
川上弘大　　42
川上六馬　　86
河郷甚八　　97
河野国利　　90

川野宗義　　71
河辺昌伍　　71
閑歳雄吉　　59
神立年未　　90
關　柱芳　　42
菊地　博　　42
菊池喜代治　97
來島伊三郎　41
北山重富　　41
木下福磨　　72
木下有実　　56, 61
木村末雄　　96, 108
木村長雄　　21, 97, 119
清瀬好孝　　93
桐谷秀雄　　91
久我憲文　　74
久木良男　　98
国武武夫　　70
国武保夫　　68
久野　毅　　42
熊井一夫　　95
熊谷用蔵　　69
工蒔富隆　　91
蔵口政次郎　71
倉田　富　　94, 116
栗林弘栄　　95
栗林安夫　　68
栗原　操　　47
栗山重信　　44
呉　忠雄　　41
黒木尚義　　41
黒崎光治　　116
黒宮　勇　　94
黒山常正　　41
桑田次男　　41
桑原　明　　42

小池藤太郎　69, 70
小塩海平　22
小島俊夫　96
古城猪徳　99
小菅芳郎　98
小関文夫　89
児玉　巌　93
児玉友雄　42
後藤美男　95
小早川　淳　89
小林宗一　74
駒木禄一　99
小松熊治郎　98, 121
近藤重次　97

〔サ行〕

財前利太郎　91
斉藤定二　90
酒井仁一　95
崎原盛造　111
桜井　誠　70
笹岡三郎　60, 73
佐々木　栄　95
佐々木　寛　92
佐々木啓和　41
佐々木茂樹　42
貞永一彦　42
佐藤啓治　41
佐藤四郎　93
佐藤惣市　95
佐藤　保　94
佐藤富雄　97
佐藤博太　42
佐藤　汀　100
佐藤礼三　89
澤田又一　41

申　仁珠　42
志方一美　93
紫竹勝三郎　90
篠崎主計　99
志野甚五郎　122
篠原近知　41
篠原道広　90
篠原良之　94
芝木勝正　42
柴田正雄　92
島崎祐三　59
島田尚守　73
鮮　子載　42
朱　永川　42
正路倫之助　55, 58
白井卯三郎　94
白石正雄　96
白井四郎　42
白川　充　41
白坂勝喜　91
金　泰益　42
陣内喜代次　96
新甫三郎　95
菅　宗一郎　90
杉野豊一　116
杉村信夫　96
杉本千代作　94
杉森　功　89
杉森新蔵　98
鈴木恵助　116
鈴木大四朗　99
鈴木平治　98
砂田富一　116
隅田賀周　93
税田太三　96
関根栄太郎　92

瀬口進祐　90
瀬戸玄次　97
瀬庭正快　92
千家正則　42
筬島正壽　41
鄒　元植　42
添野喜代　93
染矢孝之　41
宋　培藻　42
宋　瑜爕　42

〔タ行〕

高桑　仁　93
高田潤蔵　41
高田恒弥　95
高田保明　67
高野　良　42
高橋幾太郎　　92
高橋春雄　89
高橋秀雄　42
高橋広次　100
高橋義邦　42
高原勝凱　72
高原統一　91
高村　憲　42
多久島俊行　　41
武田貞治　41
竹中太郎　90
竹野　融　73
竹葉善松　116
田島　寛　55
田嶋　寛　61
多田政一　108
田中正業　89
田中拓雄　42
田中治一郎　56

田中文治　99
田中芳雄　42
玉田志郎　93
田丸貞偉　41
田村貞治　42
田村有太郎　　96
団　琢磨　19
丹波徳治　59
陳　継英　56,61
千里　俊　42
千葉喜作　99,121
千葉策郎　42
千葉信治　100
塚本太郎　99
津田健夫　42
寺師義信　55,57
土居文右衛門　　73
富樫一郎　42
都甲芳秀　42
戸塚平一　116
戸部龍夫　41
富野幾太郎　　96,108
豊原　炳　99
董　延葭　42

〔ナ行〕

内藤周治　108
内藤武男　42
長井大八　94
中井利治　108
中川義一　71
長崎俊夫　41
長沢太郎　58
中澤秀夫　42
中澤与四郎　58
長嶋幸一郎　70

中島龍一　　99
中谷盛明　　41
永田盛重　　71
中西真吉　　68
永野信治　　108
中野守一　　42
中原養樹　　67
永松龍夫　　41
中村勘之助　　95
中村静可　　42
中村時彦　　42
中村満理雄　　41
中村壬一　　41
中村良治　　91
中目不三男　　42
成田幾治　　54, 68, 70
成田敏男　　71
二階堂六三郎　　42
仁木指南　　74
西川　鐃　　97
西川　正　　42
錦見秋成　　99
西郡彦嗣　　55, 60
西重秀夫　　92
西満寿次　　99
西村貞正　　55
丹羽己喜男　　93
野垣二男　　95
野崎　尚　　42
野田滋行　　93
野田久雄　　61
野村茂義　　99

〔ハ行〕

馬群　弘　　92
箱石弥二郎　　89

橋本見三　　94
橋本善一　　100
橋本八洲男　　42
長谷川皓洋　　13
長谷川正二　　96
波多　治　　42
畑　敏雄　　97
畑中規為馳　　42
畑野高衛　　116
蜂谷耕治　　90
羽鳥正邦　　92, 120
花田義則　　41
羽生利幸　　92
浜中康蔵　　93
早川市蔵　　72
早藤雅夫　　42
原　小一　　42
原田　寛　　100
原田達雄　　41
原田義隆　　41
春山　政　　42
東　友治　　42
東山　昇　　98
日名清三　　99
平井金三郎　　61
平井征之　　100
平岩　甫　　41
平田武敏　　98
平林三之助　　42
平山一男　　45
蛭田正夫　　56
広崎大三郎　　93
弘田長　　44
広田弘毅　　18
弘田正登　　96
廣田　豊　　42

弘津武人　　94

広原章三　　92

溥儀　　1

朴　潤徳　　41

深谷勝美　　94

福島庸逸　　42

福田寛治　　95

福田守太　　59

福永勉　　116

藤家　章　　97

藤井菊蔵　　100

藤井寅男　　91

藤崎米蔵　　42

藤島　章　　41

藤田定男　　94

藤田尚良　　116

藤田元典　　41

藤野正太郎　　41

藤本富太郎　　58

藤原達史　　22

藤原正明　　57

布施数年　　98

プチャーチン　　1

船石平八郎　　68,70

保坂朝太郎　　90

細川一雄　　92

細谷　亨　　7

堀井五十雄　　55,57

掘見三郎　　42

黄　敬三　　41

本簡彌男　　41

本間利雄　　69

〔マ行〕

前田参二一　　97

前田東作　　61

前田正則　　42

前原義雄　　67,69

蒔堂与二　　91

牧野信一　　42

正井保良　　73

正木正明　　55,58

正橋武文　　42

増田辰蔵　　97

松生勝美　　42

松尾嘉實　　41

松木　昴　　90

松久保一男　　42

松沢令之助　　89

松永　栄　　60

松宮　実　　94

松村留次郎　　95,98

松本千秋　　42

松本兵三　　55,58

丸野正夫　　94

三浦悦郎　　13,21

三浦不二　　41

三神正蔵　　71

三澤良博　　42

三谷隼雄　　60

光武源太郎　　41

水戸庄蔵　　99

湊　武雄　　97,120

峯　勝　　59,61

峰本正一　　94

宮岡三千代　　95

宮木　土　　42

三宅　儀　　61

宮里善昌　　111

宮下　勲　　42

宮武利明　　116

宮本　潔　　56,57

村上賢三　67
村田壽太郎　41
室田英哉　90
名城良図　89
毛利壽夫　41
望月克己　42
望月晴夫　108
本山　大　92
森　育郎　93, 116
守　成一　67
森田栄寿　93
森　巽　68, 70
森　正義　73
諸橋　順　41
門間広美　97

〔ヤ行〕

安井謙　123
柳田盛人　56
柳　正義　100, 108
簗瀬舜造　96
矢野敏愿　41
矢吹三儀　42
山口　登　96
山口正博　98
山崎　實　41
山崎三省　66
山崎祥二　42
山下三郎　89
山下静雄　108
山田　明　41
山田吉之助　116
山田浩一郎　41
山田珍三　92

山田　徹　71
山谷橘雄　42
山根理一　17
山之内力　42
山本秋次　96
山本熊太郎　42
山本季彦　89
袁世凱　1
横沢　幸　59
横山茂美　70
横山晴光　42
吉田　靖　96
吉田勝人　42
吉田粂造　93
吉田順一　41
吉田松一　69
吉田四郎　91
芳野清治　41

〔ラ行〕

盧士　謙　55, 61

〔ワ行〕

若杉長門　74
若槻泰雄　7
若松芳雄　95
脇坂　洋　41
和田　矯　89
和田　伝　21
和田　登　21
和田太一郎　93
和田敏夫　41
和田保治　98
王　徳寛　42

著者略歴

泉　孝英（いずみ・たかてる）

京都大学名誉教授・公益財団法人京都健康管理研究会理事長

1936 年徳島県生まれ。1960 年京都大学医学部医学科卒、大学院を経て、米国ロックフェラー大学、スウェーデン・カロリンスカ病院留学、1989 年京都大学教授（専門：呼吸器病学）、1999 年停年退官、名誉教授・現職。『外来診療ガイドライン「年刊」』（日経メディカル開発、2001 〜 2020 年）、『ポケット医学英和辞典』（医学書院、2002 年、2017 年）、『日本・欧米間、戦時下の旅　第二次世界大戦下、日本人往来の記録』（淡交社、2005 年）、『外地の医学校』（メディカルレビュー社、2009 年）、『日本近現代医学人名事典 [1868 〜 2011]』（医学書院、2012 年）、『同 [1868 〜 2019 増補別冊]』（医学書院、2021 年）、『戦争・731 と大学・医科大学』（共著、文理閣、2016 年）

満州開拓団と満州開拓医

2021 年 11 月 30 日　第 1 刷発行

著　者	泉　孝英	
発行者	黒川美富子	
発行所	図書出版　**文理閣**	
	京都市下京区七条河原町西南角　〒600-8146	
	TEL（075）351-7553　FAX（075）351-7560	
	http://www.bunrikaku.com	
印刷所	亜細亜印刷株式会社